Silke Grotkasten/Hubert Kienzerle

Wirbelsäulen-gymnastik

Das praktische Übungsprogramm zur Gesunderhaltung
der Wirbelsäule und zur Therapie
degenerativer Bandscheiben- und Wirbelsäulenveränderungen

W0084435

Originalausgabe

WILHELM HEYNE VERLAG

MÜNCHEN

HEYNE RATGEBER
08/9375

11. Auflage

Copyright © 1991 by Wilhelm Heyne Verlag GmbH & Co. KG, München
Printed in Germany 1997
Innenfotos: Autoren
Zeichnungen: Katharina Hänel
Umschlaggestaltung: Atelier Adolf Bachmann, Reischach
Umschlagillustration: Elmar Kohn, Landshut
Satz: Kort Satz GmbH, München
Druck und Bindung: RMO, München

ISBN 3-453-04979-9

Inhalt

Dank

Die Autoren bedanken sich bei Julia Höhne und Wolfgang Berchtold, die sich für die Bilddemonstration zur Verfügung stellten.

Die Ausstattung übernahm freundlicherweise die Firma Puma.

Die Zeichnungen wurden von Katharina Hänel erstellt.

Der Dank gilt weiterhin Anjuli Chatterjea, Fedor Bochow, Henning Hinze und Gerd Wörner, die bei der Erstellung des Manuskripts mit Rat und Tat zur Seite standen.

Vorwort

Die Volksgesundheit ist für unsere Gemeinschaft von effizienter Bedeutung.

Die hohe Anzahl von Mitbürgern, die unter Haltungsschwächen bzw. -schäden leiden, nimmt in erschreckendem Maße zu.

Es gibt kaum einen Menschen, der nicht während seines Lebens in irgendeiner Form einmal mit Schmerzen im Bereich der Wirbelsäule zu tun gehabt hätte.

Die Autoren bieten mit ihrer Übungsauswahl eine ausgezeichnete Möglichkeit, diesen Erkrankungen vorzubeugen und damit Schmerzzuständen in fortschreitendem Alter entgegenzuwirken.

Silke Grotkasten und Hubert Kienzerle haben es sich zur Aufgabe gemacht, ihre Erkenntnisse als Sportlehrer und Erfahrungen als Mitglieder im Lehrteam des Bayerischen Landessportverbandes Bezirk Oberbayern zusammenzustellen.

Übersichtliche Aufgliederung der Themen, umfassende Übungsprogramme sowie wertvolle Hinweise für rückengerechtes Verhalten im Alltag heben dieses Buch hervor.

Dr. med. Margot Ortner

Einleitung

Nach statistischen Angaben leidet jeder dritte unter latenten oder zeitweise auftretenden Rückenschmerzen, so daß man schon von einer Zivilisationskrankheit sprechen kann.

Doch 80% der Rückenschmerzen beruhen auf einem verkrampften oder verspannten Muskelkorsett, und nur bei 20% ist ein pathologischer Befund nachweisbar.

Die Ursachen für die erschreckenden Angaben sind vielfältig:

- Mangelnde Bewegung durch unsere technisierte Zivilisation = führt zu Muskelschwäche (Auto; Rolltreppen etc.).
- Fehlhaltungen, einseitige Belastungen im Beruf und im Alltagsverhalten (überwiegend einseitig sitzende oder stehende Tätigkeiten, die an sich einen Ausgleich erforderlich machen).
- Psychosomatische Störungen, psychische Belastung, Streß führen zu angespannter, später verspannter Muskulatur.
- Falsche Bewegungsmuster im alltäglichen Bereich führen zu übermäßiger, falscher Belastung der Wirbelsäule und der Bandscheiben (schlechtes Schuhwerk; falsche Hebetechnik; Hausarbeit wird in physiologisch unfunktioneller Haltung durchgeführt wie Saugen, Bügeln, Abwaschen etc.).
- Ab dem 20. Lebensjahr beginnen degenerative Bandscheibenveränderungen, denen man durch eine kräftige Muskulatur entgegenwirken kann.

Ein neues Gesundheitsbewußtsein der Bevölkerung in bezug auf die sportliche Betätigung ist sicher schon eingetreten. Der

Begriff ›Sport und Gesundheit‹ ist nicht mehr aus unserem Sprachgebrauch wegzudenken. Bedeutete früher Gesundheit nur ›Nicht-krank-Sein‹, so verbirgt sich heute hinter dem Begriff das geistige, seelische und körperliche Wohlbefinden des Menschen.

Die Wirbelsäulengymnastik wird heute auch im präventiven, vorbeugenden Bereich eingesetzt (von Vereinen, Volkshochschulen etc. aufgegriffen); früher wurde sie nur im Rahmen krankengymnastischer Tätigkeit ausgeführt, wenn meist das Kind schon in den Brunnen gefallen war (nach Wirbelsäulenoperationen; Bandscheibenvorfällen; akuten Wirbelsäulenbeschwerden).

Dennoch bestehen im Bereich der Informationsverbreitung, ›wie und warum‹ die Wirbelsäulengymnastik angewendet werden sollte, noch Defizite.

Nach neueren wissenschaftlichen Untersuchungen müssen althergebrachte Übungen gestrichen werden (bzw. verändert werden), da sie stark wirbelsäulenbelastend sind oder sogar Schäden hervorrufen können.

Die Ziele nun liegen in der funktionell richtigen Beanspruchung der wirbelsäulenstabilisierenden Muskulatur, so daß Schädigungen vermieden, Wirbelsäule und Bandscheiben entlastet werden.

Grundvoraussetzung für das Übungsprogramm ist das Kennenlernen der aufrechten, aufgerichteten Haltung.

Die Wirbelsäulenübungen sind gekennzeichnet durch gehaltene, isometrische Übungen bzw. solche, die *langsam* und *bewußt* ausgeführt werden.

Stark federnde, wippende Bewegungen werden ausgeklammert, da sie den Bandscheiben ständig ›kleine Schläge‹ erteilen und somit stärker belastend als entlastend wirken.

Die Übungen haben einerseits das Ziel, die gesunde Muskulatur funktionsfähig zu halten. Liegen schon Funktionsstörungen vor, haben sie andererseits das Ziel, an den betreffenden Stellen die Muskulatur zu dehnen und zu lockern bzw. zu kräftigen, um so die Wirbelsäule wieder zu entlasten.

Die Erhaltung oder Wiederherstellung der Beweglichkeit wird durch die Mobilisation in den verschiedenen Wirbelsäulenabschnitten erreicht.

Entlastende Übungen dienen der aktiven Entspannung, wobei die Atmung vielfach bewußt mit eingesetzt wird, um die Wirkung der Übungen zu verstärken und um das Körpergefühl zu sensibilisieren.

Die gesunde Wirbelsäule

Bau und Funktion

Die Wirbelsäule erfüllt als Achsenorgan verschiedene Aufgaben. Sie trägt den Kopf und stabilisiert die aufrechte Haltung.

Die Wirbelsäule ist nach allen Richtungen beweglich. Diese Beweglichkeit wird durch eine Reihe von Bewegungsabschnitten, durch die Wirbel, ermöglicht.

Im einzelnen besteht die Wirbelsäule aus 24 Bausteinen. 7 Halswirbel, 12 Brustwirbel, 5 Lendenwirbel; weitere 9 Wirbel sind zu Kreuz- und Steißbein zusammengewachsen.

Bandscheiben

Zwischen den Wirbeln befinden sich die Bandscheiben, die mit den Wirbelkörpern durch ein vorderes und hinteres Längsband verbunden sind. Erst die Bandscheiben ermöglichen die Beweglichkeit der einzelnen Wirbel miteinander.

Die Bandscheibe hat eine Grundfläche von ca. 5 cm² und nimmt in ihrer Höhe von oben (3 mm) nach unten (9 mm) zu. Diese 23 Bandscheiben bestehen jeweils aus einem Gallertkern mit hohem Wassergehalt (vergleichbar mit einem Wasserbett). Dieser Kern wird von einem bindegewebigen Faserring oder Fasermantel umhüllt.

Die Bandscheiben haben die Aufgabe, die auf die Wirbelsäule einwirkenden Stöße zu dämpfen. Wie ein Pufferorgan fangen sie diese Belastungen ab.

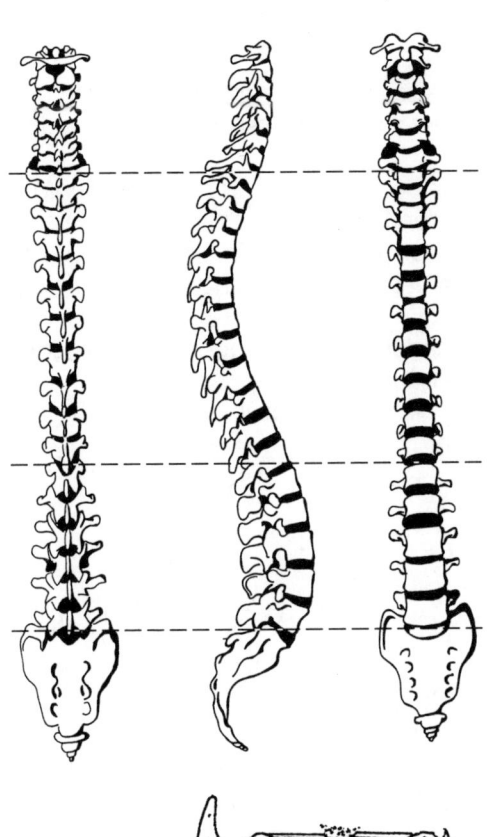

Halswirbelsäule
7 Halswirbel

Brustwirbelsäule
12 Brustwirbel

Lendenwirbelsäule
5 Lendenwirbel

Kreuz- und Steißbein

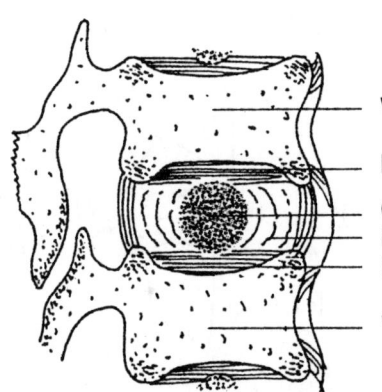

Wirbelkörper

Knorpelplatte

Gallertkern
Faserring
Knorpelplatte

Wirbelkörper

Haltemuskulatur

Der passive Bewegungsapparat mit der Wirbelsäule ist ein Gerüst. Allein ist er nicht in der Lage, seine Stellung zu halten oder sie zu verändern.

Erst die Haltemuskulatur bewegt und hält zugleich die Wirbelsäule; vergleichbar mit der ›Verstakung‹ eines Mastens beim Segelboot. Starke, straffe Wanten sorgen für einen elastischen Masten. Bei zu schwacher Verstakung spricht der Segler von einem ›Schlabberrigg‹.

Ohne die stützende Funktion der Haltemuskulatur degeneriert und verfällt die Wirbelsäule.

Je nach Ausbildung der Haltemuskulatur ergeben sich verschiedene Haltungsformen:

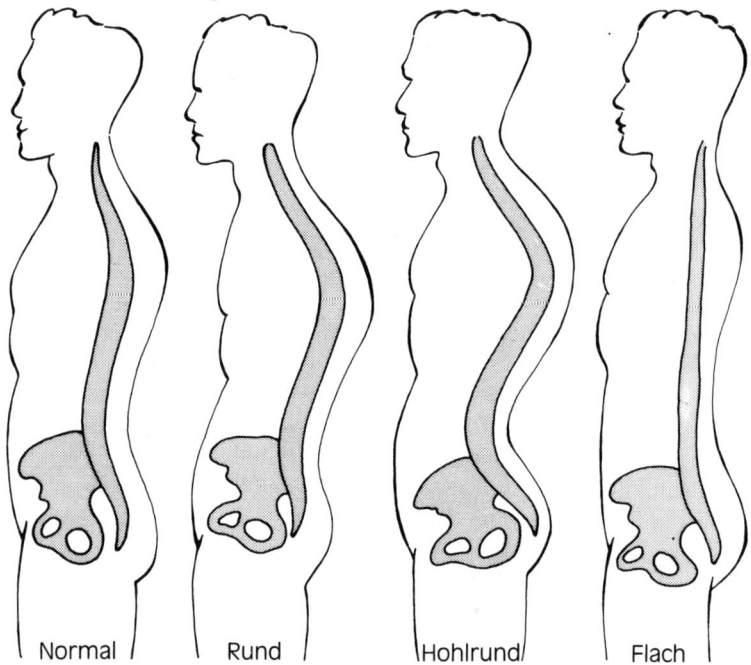

Normal   Rund   Hohlrund   Flach

Aus: Schmidt, Rückenschmerzen und Bandscheibenbeschwerden. Mit freundlicher Genehmigung des Hädecke Verlags.

Die aufrechte Haltung

Aufrechte Haltung im Stand

Die aufgerichtete Haltung hat sich der Mensch im Laufe seiner Entwicklung zu eigen gemacht.

Die Knochen des Körpers sind geordnet übereinandergelagert, wobei die Gelenke die Aufgabe haben, die Knochen miteinander zu verbinden und somit zu unserer Beweglichkeit beizutragen.

Erst durch die Muskulatur, die unser Skelettsystem umspannt, sind wir in der Lage, unseren Knochenapparat zu halten.

Die Gesamtmuskulatur befindet sich dabei in einem harmonisch-labilen Spannungszustand. Dieser ist notwendig, wenn man bedenkt, daß unser Körper ständig gegen die Erdanziehungskraft arbeiten muß.

Wie das harmonische Zusammenspiel unserer Muskeln funktioniert, zeigt ein kleines Beispiel:

Den Unterarm können wir nur beugen, wenn sich der Beugemuskel (Musculus biceps) zusammenzieht. Er wird als Agonist bezeichnet.

Gleichzeitig streckt sich auf der rückwärtigen Seite sein Gegenspieler, der Streckmuskel (Musculus triceps), er ist der Antagonist.

Nach diesem Prinzip arbeiten die Muskelgruppen unseres Körpers. Ohne dieses Zusammenspiel wäre eine Bewegung nicht möglich.

Aktivhaltung

In der aufgerichteten, anatomisch-physiologisch korrekten Haltung stehen die Beine etwa in Hüftbreite auseinander, die Füße sind etwas nach außen gedreht.

Stellen Sie sich eine Uhr vor, auf der Sie stehen. Die Zeiger sind auf fünf nach elf gerichtet.

Somit hat unser Körperaufbau die richtige Unterstützungsfläche.

Die Beine sind in einer natürlichen Spannung, die Knie dabei nicht überstreckt.

Der richtigen Beckenstellung kommt besondere Bedeutung zu.

Das Becken stellt die Verbindung vom Rumpf zu den Beinen her. Die Wirbelsäule ist über das Kreuzbein fest mit dem Becken verbunden.

Um die doppel-s-förmige Schwingung der Wirbelsäule zu sichern, wird das Becken aufgerichtet. Das wird erreicht durch eine ausgeglichene Muskelspannung, vornehmlich zwischen der Bauch- und Gesäßmuskulatur.

Das Brustbein wird angehoben, die Schulterblätter nach hinten-unten an die Wirbelsäule gezogen, so als würden sie mit einer Sicherheitsnadel zusammengehalten werden. Auch hier finden wir wieder ein ausgewogenes Muskelverhältnis zwischen der Rücken-/Schulterblattmuskulatur und der vorderseitigen Bauch-/Brustmuskulatur.

Die Oberarme sind etwas nach außen, die Unterarme etwas nach innen gedreht.

Die Schultern befinden sich auf gleicher Höhe.

Die richtige Kopfhaltung hat auch einen wesentlichen Einfluß auf die Haltung des ganzen Körpers: Durch Streckung der Halswirbelsäule wird der Kopf leicht angehoben, wobei der Scheitel in Richtung Zimmerdecke zeigt.

Die senkrechte Gerade stellt das Lot dar, mit dem Sie überprüfen können, ob Sie aufrecht stehen.

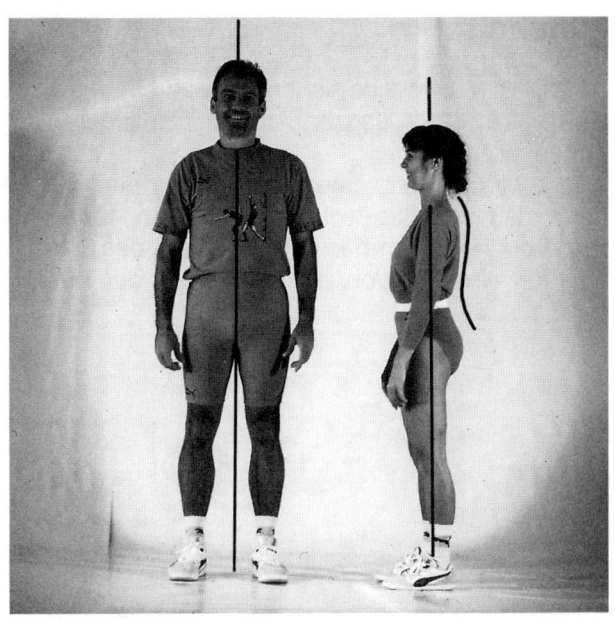

Von vorn betrachtet, sollte das gedachte Lot Ihren Körper direkt in der Mitte teilen.

Überprüfen Sie mit einem Blick in den Spiegel, inwieweit Ihre Körperhälften symmetrisch sind.

Von der Seite aus gesehen, erstreckt sich die Ideallinie über die großen Gelenke der Schultern, Hüfte und Knie und endet an den Fußgewölben.

Ruhehaltung

Da unsere Muskulatur nicht in der Lage ist, die aktive aufgerichtete Haltung den ganzen Tag über einzunehmen, braucht sie
Ruhephasen.

Eine Möglichkeit, eine Ruhehaltung einzunehmen, besteht
darin, daß man das Becken nach hinten kippen läßt. Die Schultern verlagern sich nach vorn, so daß der Brustkorb in dieser
Stellung einsinkt. Von der Seite sieht der Rücken dann ganz
rund aus.

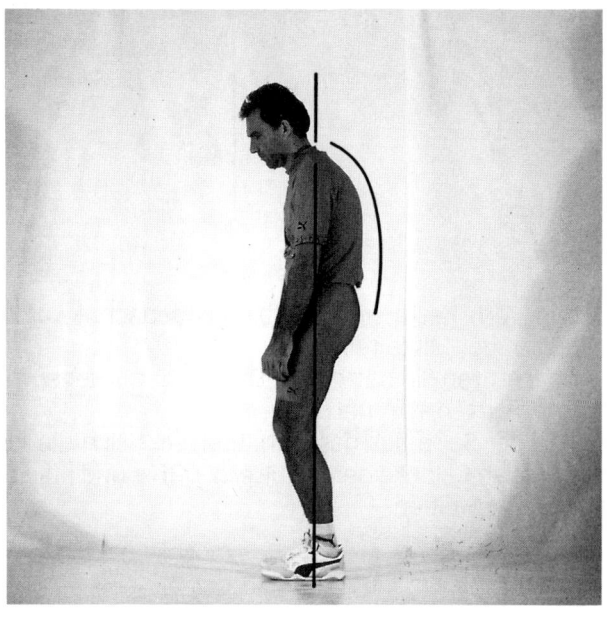

Als Alternative dazu wird das Becken nach vorn gekippt, bei gleichzeitiger Überstreckung der Knie.

Zum Ausgleich wird der Schultergürtel wieder nach vorn verlagert oder sogar nach hinten, wobei der Bauch stark vorgewölbt wird.

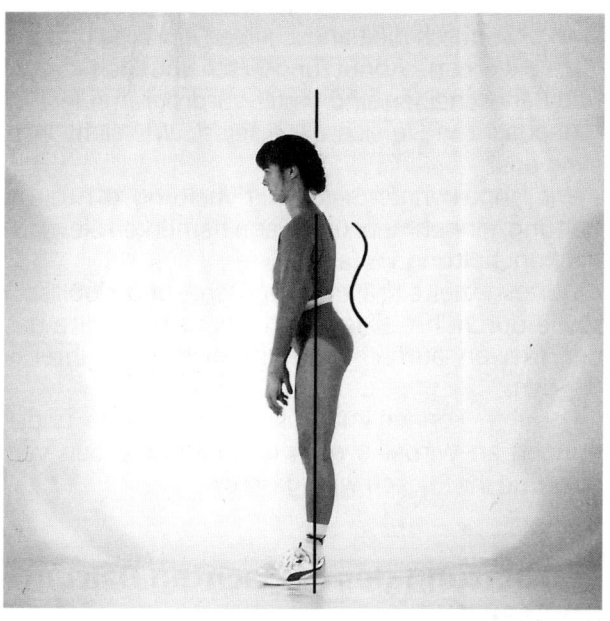

Diese Ruhehaltungen können jedoch Probleme erzeugen. Häufig wird dieser ›lässige‹ Stand zu einer Gewohnheitshaltung. Der Körper benötigt hierfür weniger Kraftaufwand, es ist einfach bequemer, sich ›hängen zu lassen‹.

Wird nun ständig diese Ruhehaltung eingenommen, wirkt sich das auf unser Muskel- und Skelettsystem aus.

Das antagonistische Zusammenspiel der Muskulatur ist gestört. Die eine Muskelgruppe verkürzt sich mit der Zeit, da sie ständig kontrahiert ist, während die Gegenspieler überdehnt und geschwächt werden.

Aufgrund der mangelnden Kraft in der Haltemuskulatur kann es zu Haltungsschwächen kommen.

Diese Fehlbeanspruchung hat ihrerseits wieder Folgen für Wirbelsäule und Bandscheiben.

Die natürlichen Schwingungen der Wirbelsäule werden verstärkt, wodurch die Bandscheiben einseitig und punktuell überlastet werden. Abnutzungserscheinungen an Wirbelkörpern und Bandscheiben sind damit vorprogrammiert.

Beobachten Sie sich bitte selbst. Wie sieht Ihre übliche Haltung aus?

Wie lange können Sie die Aktivhaltung, d. h. die aufgerichtete Haltung, einnehmen, und wann bemerken Sie, daß Sie wieder in die Ruhehaltung verfallen?

Durch gezielte Kräftigungs-, Dehn- und Mobilisationsübungen sowie durch Ihre eigene Selbstkontrolle sollte das Einnehmen der aktiven aufrechten Haltung bald zu Ihrer ›Gewohnheit‹ werden.

Dadurch können muskuläre Dysbalancen und Folgeerscheinungen an Wirbelkörpern und Bandscheiben vermieden werden, und Ihr Rücken wird geschont.

Erarbeitung der aufrechten Haltung im Stand

Durch die folgenden kleinen Übungen soll Ihr Körpergefühl sensibilisiert werden. Sie werden selber spüren, wann Sie eine gute Haltung eingenommen haben.

Stellen Sie sich zunächst in der aktiven aufgerichteten Haltung vor einen Spiegel.

1. Lassen Sie nun im Wechsel Ihren Körper in die Ruhehaltung sinken, und richten Sie sich dann wieder auf. Versuchen Sie, dabei festzustellen, welche Muskeln Sie aktivieren müssen, um sich wieder aufzurichten. Um die Bewegung zu spüren, die sich dabei in Ihrem Becken abspielt, legen Sie eine Hand an die Lendenwirbelsäule, die andere auf den Bauch.
2. Verlagern Sie Ihr Körpergewicht auf die Zehen und auf die Fersen. Beachten Sie dabei, daß der Körper gerade bleibt und nicht in der Hüfte einknickt. Dasselbe probieren Sie auch seitwärts. Das Gewicht wird wechselweise vom rechten auf das linke Bein verlagert.
3. Strecken Sie sich senkrecht nach oben, wobei Ihr Scheitel in Richtung Zimmerdecke zeigt.

Gehen Sie dabei in den Zehenstand, und versuchen Sie, ohne zu wackeln, einige Sekunden so stehenzubleiben.

Wirbelsäulengerechtes Sitzen

Haben Sie schon einmal einen sitzenden Pharao aus dem alten Ägypten betrachtet?

Vielleicht ist Ihnen dabei seine Haltung aufgefallen: Sein gerader Rücken, der aufgerichtete Kopf, die Füße fest am Boden, die Unterschenkel stehen senkrecht, die Oberschenkel waagerecht; der ganze Körper ist nahezu rechtwinklig angeordnet. Diese Sitzhaltung strahlt Würde aus.

Vergleichen Sie nun einmal Ihre eigene Sitzhaltung mit der des Pharaos – gerade jetzt, während Sie diese Zeilen lesen!

Sitzen Sie lässig am Tisch bei vorgeneigtem Oberkörper? Oder ›hängen‹ Sie gar im Sofa, wobei Ihr Rücken ganz rund ist?

Vielleicht ist Ihr Brustkorb eingeengt, so daß tiefes Ein- und Ausatmen in dieser Stellung nicht möglich ist.

Wenn Sie nun ständig im Sitzen diese falsche Haltung einnehmen, kann die Muskulatur irgendwann ihrer Funktion nicht mehr gerecht werden. Die rückwärtige Rumpfmuskulatur wird gedehnt, die vordere wird schlaff, und sie verkürzt sich.

Daraus resultieren falsche Druck- und Zugverhältnisse, die sich ungünstig auf die Bandscheiben, Sehnen und Bänder auswirken. Die Folgen sind Schmerzreaktionen des Körpers, die anfangs noch durch veränderte Sitzpositionen ausgeglichen werden können.

Ändert man seine Gesamthaltung nicht, so manifestieren und verstärken sich die Beschwerden. Eine ärztliche Behandlung wird notwendig, die häufig nur noch die Symptome bekämpfen kann, weil die Schädigungen der Wirbelsäule und Bandscheiben meist schon irreversibel sind.

Bitte bedenken Sie, daß bei einer aufrechten Haltung im Sitzen, wie auch im Stehen, die Muskulatur der Rumpfvorder- und Rumpfrückseite gleichmäßig beansprucht werden sollte. Nur in diesem ausgewogenen Verhältnis kann die Wirbelsäule ihre Funktion als tragende Stütze unseres Skeletts erfüllen.

Ein stabiler und aufrechter Rumpf garantiert die größtmögliche Bewegungsfreiheit für Kopf, Arme und Beine.

Erarbeitung der aufrechten Haltung im Sitzen

Setzen Sie sich auf einen Hocker mit möglichst ebener Sitzfläche. Ein Stuhl ist ungeeignet, da er die Armbewegungen einschränkt.

Die Beine sind etwas über Hüftbreite auseinander, die Oberschenkel bilden mit den Unterschenkeln einen 90-Grad-Winkel, die Füße haben festen Kontakt zum Boden.

Um die richtige Beckenstellung zu erreichen, können Sie zunächst folgendes ausprobieren:

Legen Sie einen Stab oder Stange (auch Besenstil oder Spazierstock) auf einen Hocker, und setzen Sie sich darauf. Spielen Sie nun mit Ihrem Becken. Rollen Sie mit Ihrem Gesäß bzw. Ihren Sitzbeinen über diesen Stab vor- und rückwärts.

Die Bewegung, die sich dabei in Ihrer Lendenwirbelsäule abspielt, können Sie fühlen, indem Sie eine Hand auf den Bauch, die andere an die Lendenwirbelsäule legen.

Wenn Sie ›gut‹ auf dem Stab sitzen können, haben Sie die richtige aufgerichtete Beckenstellung erreicht.

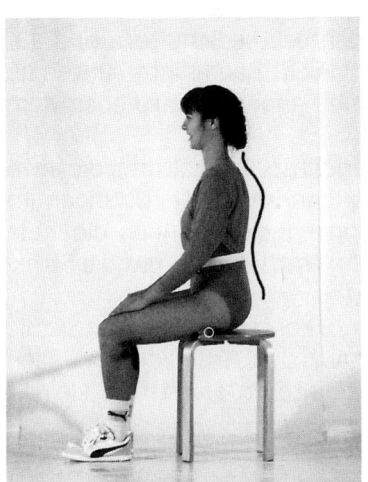 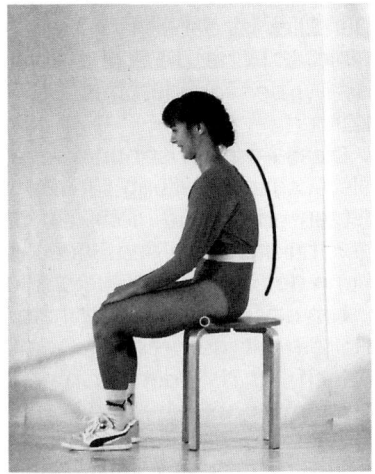

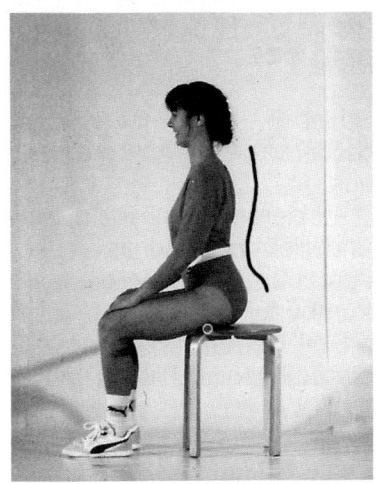

Nehmen Sie nun den Stab weg, und lassen Sie Ihr Becken ohne dieses Hilfsmittel nochmals nach vorne und hinten kippen, bevor Sie die mittlere, aufgerichtete Beckenstellung wieder einnehmen.

Richten Sie Ihren Brustkorb auf, und strecken Sie sich mit dem Kopf (Scheitel) zur Decke, als wären Sie eine Marionette. Der Blick ist dabei nach vorn gerichtet. Die Schultern sind auf gleicher Höhe, die Schulterblätter leicht nach hinten-unten an die Wirbelsäule gezogen. Die Arme hängen locker neben dem Körper.

Diese Position ist nun die aufgerichtete Sitzhaltung, die auch als Ausgangsstellung für die Übungen im Kapitel Übungen im Sitzen und Stand dient. (Zu Übungszwecken können die Füße zusätzlich fest in den Boden gestemmt werden, um die Streckung des Rumpfes zu verstärken.)

Um diese aufrechte Sitzhaltung zu kontrollieren, legen Sie die Hände mit gespreizten Fingern auf den Brustkorb und den Bauch, so daß der Daumen der unteren Hand den kleinen Finger der oberen Hand berührt.

Wenn Sie sich jetzt nach vorn oder hinten lehnen, sollen der Daumen und der kleine Finger sich weiter berühren. Dann haben Sie die Kontrolle darüber, ob Ihr Rücken gerade wie ein Brett ist.

Schieben sich die Finger ineinander, wird der Rücken rund. Vergrößert sich der Abstand der Hände, weichen Sie ins Hohlkreuz aus.

Probieren Sie selbst aus, wie weit Sie sich bei geradem Rücken und gleicher Handhaltung nach vorn und hinten neigen können. Spüren Sie dabei die Spannung in Ihrer Muskulatur, die den Rumpf aufrecht hält.

Eine weitere Kontrollmöglichkeit der richtigen Sitzhaltung bietet Ihnen ein Blick in den Spiegel.

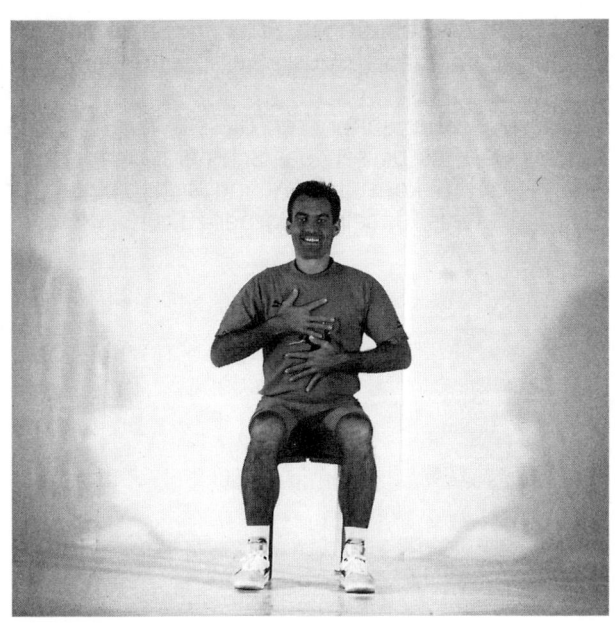

Haltung und Psyche

Unser seelisch-geistiges Wohlbefinden hat einen großen Einfluß auf unsere Haltung. Geht es uns gut, sind wir zufrieden, stehen wir selbstbewußt und aufgerichtet da. Fühlen wir uns aber schlecht, haben wir Probleme, äußert sich unsere Stimmung in einer ›geknickten‹, zusammengesunkenen Haltung.

Redewendungen zeigen den Zusammenhang zwischen psychischem Wohlbefinden und Haltung.

»Jemand hängt in den Seilen.«

»Laß deinen Kopf nicht hängen.«

»Jemand hat eine schwere Last zu tragen.«

»Der Mensch zeigt Rückgrat.«

»Jemanden wieder aufrichten.«

25

Psychische Anspannungen, Streß im Beruf oder in der Familie, können schmerzhafte Muskelverspannungen oder andere Syndrome auslösen.

Viele Menschen ignorieren dieses Warnsignal ihres Körpers. Jedoch wäre es besser, das Schmerzsignal ernst zu nehmen, einen Arzt zu konsultieren und sich die Zeit und Ruhe zu nehmen, etwas für seinen Körper zu tun.

Übungsteil zur Wirbelsäulengymnastik

Allgemeine Hinweise

Die beabsichtigte Wirkung der einzelnen Übungen ist durch folgende Symbole kenntlich gemacht:

▲ Dehnung, Streckung
■ Kräftigung
● Mobilisation, Lockerung

■ Benützen Sie für Ihre Übungen eine dünne Gymnastik- oder Campingmatte. Sie können auch eine Decke – einmal zusammengelegt – auf dem Boden ausbreiten.
Unzweckmäßig sind zu weiche oder zu harte Unterlagen wie Matratzen oder blanker Fußboden.
■ Während der Übungen atmen Sie ruhig und gleichmäßig. Halten Sie nach dem Einatmen nicht die Luft an. Diese Preßatmung führt zu unerwünschtem Blutstau und zur Unterversorgung der Organe. Hilfreich ist, während der Übung laut mitzuzählen oder einen kleinen Spruch aufzusagen.
■ Bei den statischen Kräftigungsübungen (besonders bei denjenigen in der Rücken- und Bauchlage und zur Stabilisation) nehmen Sie langsam die Übungsposition ein und kehren auch langsam zur Ausgangsstellung zurück. Schwungholen muß vermieden werden. Halten Sie die statische Übungsposition ca. 7 – 10 Sekunden (kann später bis zu 20 Sekunden gesteigert werden).

- Führen Sie die Übungen langsam und genau aus.
- Jede Übung sollte mehrmals wiederholt werden.
- Die isometrischen Kräftigungsübungen führen zu einer starken Blutdruckerhöhung. Bedenken Sie diesen Aspekt, wenn Sie ohnehin schon einen erhöhten Blutdruck haben.
- Bei den Dehnübungen nehmen Sie langsam die Dehnposition ein und halten sie ca. 20 – 30 Sekunden. Kehren Sie dann wieder langsam zur Ausgangsstellung zurück. Die Dehnung sollte zu spüren sein, bei auftretenden Schmerzen reduzieren Sie jedoch den Dehnreiz.
- Üben Sie nie über die Schmerzgrenze hinaus. Schmerzen sind ein wichtiges Indiz für Fehl- oder Überbelastungen. Haben Sie bei einer Übung sofort Beschwerden, kontrollieren Sie die Durchführung oder wählen Sie eine andere Übung aus.
- Integrieren Sie ein kleines Übungsprogramm in Ihren Tagesablauf. Jeden Tag 5 – 10 Minuten zu üben ist besser als 1 × in der Woche 1 Stunde.
- Nehmen Sie einen Seitenwechsel bei den Übungen, die nur zu einer Seite beschrieben sind, vor.
- Bitte beachten Sie die Hinweise, die vor jedem Übungskomplex angegeben sind.

Übungen in der Rückenlage

Die folgende Grundübung, d. h. ›Lendenwirbelsäule an den Boden drücken‹ bzw. ›oberen Beckenrand nach unten kippen‹, dient als Auftakt für jede weitere Übung.

Durch die Grundübung wird erreicht, daß Sie selber spüren, welche Muskeln sich anspannen müssen, um die Lendenwirbelsäule gegen den Boden zu drücken, und welche Muskeln Sie dadurch aktivieren können.

Das Ziel der Übungen ist die Kräftigung der Bauchmuskulatur, der unteren Rücken- und Gesäß- wie der rückwärtigen Oberschenkelmuskulatur.

Um eine Kräftigung zu erzielen, halten Sie die Übungspositionen ca. 7 Sekunden, die bis zu 20 Sekunden gesteigert werden können. Bewegen Sie sich langsam, atmen Sie ruhig und gleichmäßig.

Jede Übung ist mindestens 3× zu wiederholen. Geübte wiederholen sie 5 – 7×.

Aufbau der Grundübung – Stufe 1

Ausgang   Rückenlage, die Beine sind angewinkelt aufgestellt und etwa hüftbreit auseinander. Die Arme liegen neben dem Körper. Versuchen Sie, mit der einen Hand zu fühlen, wieviel Platz zwischen Ihrer Lendenwirbelsäule und der Unterlage besteht.

Übung   Drücken Sie Ihre Lendenwirbelsäule gegen die Unterlage. Die Bewegung findet dabei nur im Bereich der Lendenwirbelsäule statt, d. h. die Bauch- und Gesäßmuskulatur spannt sich, der obere Beckenrand kippt nach unten, wodurch sich die Lendenwirbelsäule zum Boden senkt.

■

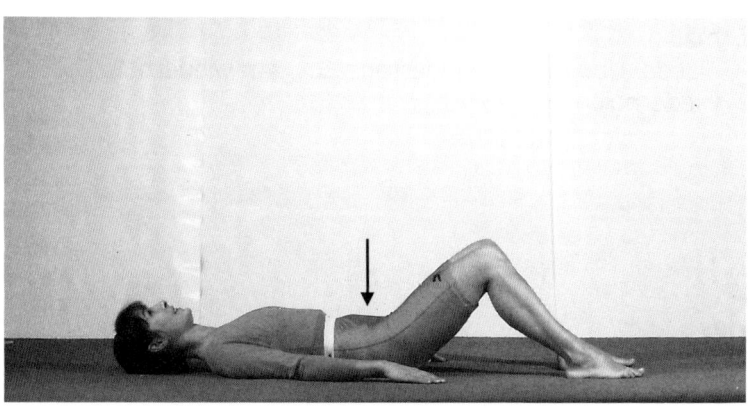

Nun sollte die gesamte Wirbelsäule am Boden liegen.

Stufe 2

Ausgang   Rückenlage, Beine gebeugt hüftbreit auseinander
           aufgestellt. Die Arme liegen neben dem Körper.

Übung   Lendenwirbelsäule gegen die Unterlage drücken.
           Kopf, Schultern und Arme anheben, die Hände
           nach vorn neben die Knie ziehen. Diese Übungs-
           position ca. 7 Sekunden halten.
           Dann langsam wieder zurücklegen und die
           Spannung lösen.

■

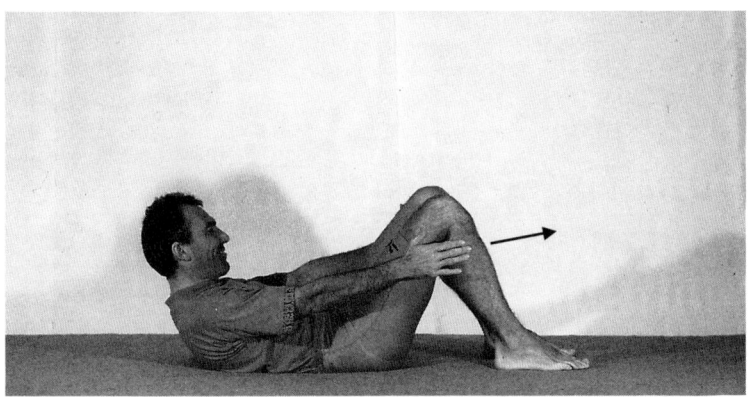

Hinweise   Die Lendenwirbelsäule ständig gegen die Unterlage
           drücken.
           Die Schultern bleiben locker.
           Der Kopf wird aufrecht gehalten, schaut geradeaus.
           Gleichmäßig weiteratmen.
           Füße fest am Boden stehen lassen.

Wirkung   Kräftigung der geraden Bauchmuskulatur.

31

Stufe 3

Ausgang   Rückenlage mit aufgestellten angewinkelten
                Beinen.

Übung   Lendenwirbelsäule gegen den Boden drücken,
                Kopf, Schultern und Arme anheben, beide Hände
                neben das rechte Knie ziehen. Die Übungsposition
                ca. 7 Sekunden halten, dann langsam wieder Wirbel
                für Wirbel zurückrollen, d. h. langsam sich nach
■   hinten legen und die Spannung lösen.

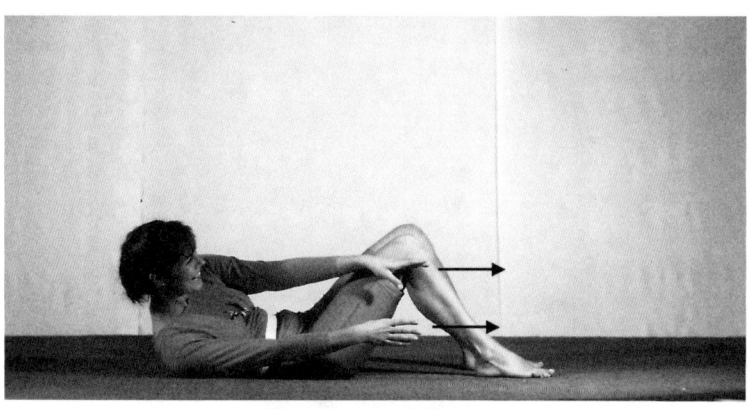

Hinweis   Es gelten dieselben Hinweise wie bei der Stufe 2.

Wirkung   Kräftigung der schrägen Bauchmuskulatur.

Um Ausweichbewegungen zu vermeiden, die bei schwach aus-
gebildeter Bauchmuskulatur auftreten können, empfiehlt es
sich, die Übungen der Stufen 2 und 3, bis sie beherrscht werden, mit Partnerhilfe durchzuführen.
Der Partner gibt leichte Zughilfe beim Aufrichten, der Übende
rollt aber wieder langsam selbständig zurück.

■

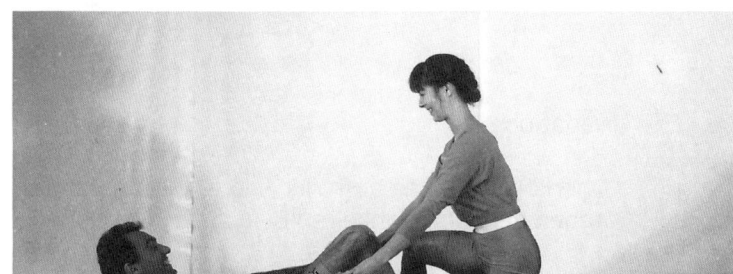

1. Übungskomplex

Ausgang   Rückenlage, linkes Bein ist gestreckt, das rechte
            Bein ist angewinkelt aufgestellt.

Übung   Lendenwirbelsäule gegen den Boden drücken,
            Kopf, Schultern und Arme anheben, die Hände
            nach vorn strecken und ziehen.

Hinweis   Schultern nicht hochziehen.

Wirkung   Kräftigung der geraden Bauchmuskulatur.

            Variationen

Übung   Oberkörper schräg aufrollen, wobei Sie die Hände
            neben dem angewinkelten Bein nach vorn ziehen.

Übung   Das gebeugte Bein über das gestreckte schlagen
            und aufstellen. Den Oberkörper schräg aufrollen.
            Hände neben dem angewinkelten Bein nach vorn
■   ziehen.

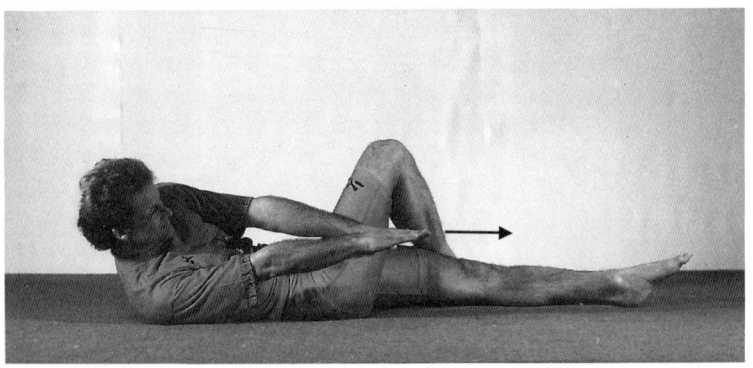

Übung   Der linke Fuß liegt auf dem rechten Oberschenkel,
           Knie. Der Oberkörper richtet sich nach rechts auf,
           die Hände ziehen außen am rechten Knie vorbei
■   nach vorn.

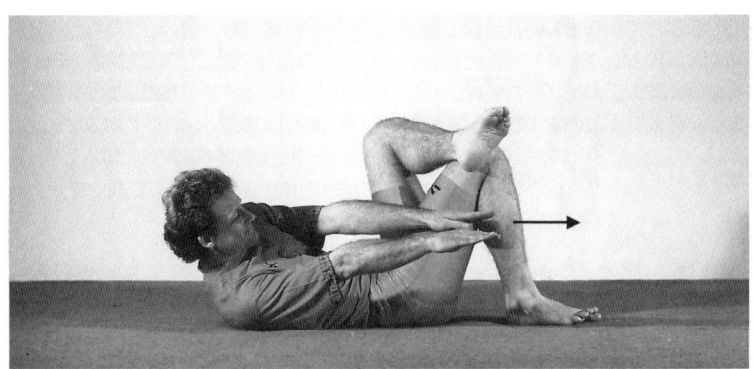

Wirkung   Kräftigung der schrägen Bauchmuskulatur.

Ausgang   Rückenlage, Beine aufgestellt, jedoch Fersen in
           den Boden stemmen, Fußspitzen sind angezogen.

Übung   Die Hände werden aufgestellt und ziehen an den
■   Knien vorbei nach vorn.

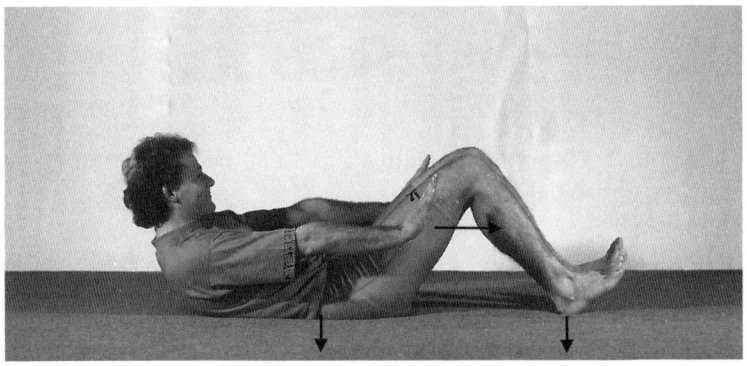

Hinweise	Stellen Sie sich vor, mit den Händen eine Wand wegschieben zu wollen.
	Die Fersen fest in den Boden stemmen.
Wirkung	Kräftigung der geraden Bauchmuskulatur (Gesamtkräftigung).
Variation	Die Arme werden gegengleich auf- und abwärts bewegt, d. h. während der untere Arm bei aufgestellter Hand fest auf die Unterlage drückt, wird der andere Arm seitlich aufwärts neben den Kopf geführt.

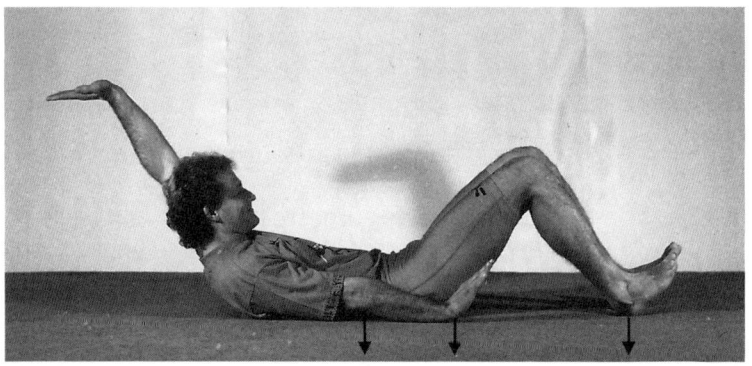

Ausgang	Rückenlage, Beine aufgestellt, Fersen stemmen in den Boden.
Übung	Oberkörper aufrollen, die Arme im Ellbogengelenk seitlich anwinkeln, die Finger zeigen zur Hüfte. Isometrische Spannung in den Armen und im Schultergürtel aufbauen.

36

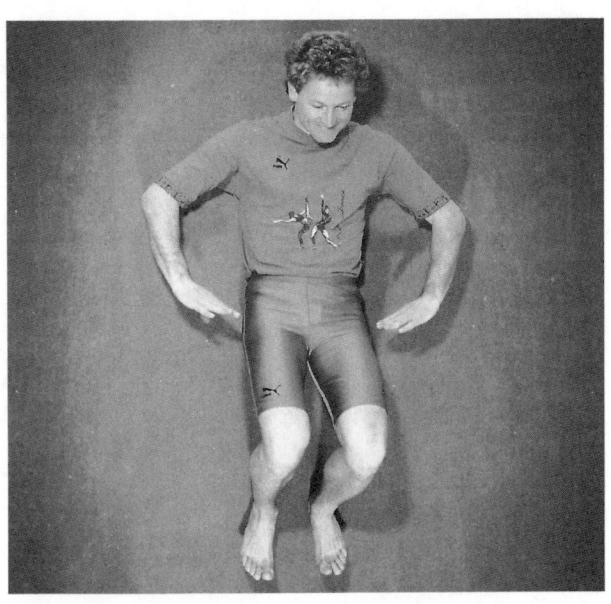

Wirkung	Kräftigung der geraden Bauchmuskulatur (Gesamtkräftigung).
Variationen 1	Armhaltung beibehalten. Die Arme werden in dieser Haltung langsam aufwärts bewegt (einatmen), bis die Oberarme neben den Ohren sind, und werden dann wieder langsam heruntergeführt (ausatmen).
2	Armhaltung wird beibehalten. Die Ellbogen nach außen führen (einatmen) und wieder zurück (ausatmen).
Hinweise	Die Ellbogen gegen einen gedachten Widerstand bewegen (isometrische Spannung). Den Oberkörper nicht absinken lassen während der Armbewegung.

Für Geübte	Die Übungen können auch aus der Ausgangs-stellung: Rückenlage mit ausgestreckten Beinen durchgeführt werden, wobei die Knie nur leicht vom Boden abgehoben werden.
Ausgang	Rückenlage, Beine aufgestellt, Fersen in den Boden stemmen.
Übung	Oberkörper aufrichten, das rechte Bein vom Boden lösen und den Oberschenkel senkrecht, den Unter-schenkel waagerecht ausrichten, Fersenschub. Die linke Hand drückt mit dem Handballen gegen den rechten Oberschenkel, wobei die Finger nach außen zeigen, Ellbogen leicht beugen. Der rechte Arm zieht mit aufgestellter Hand nach vorn.

■

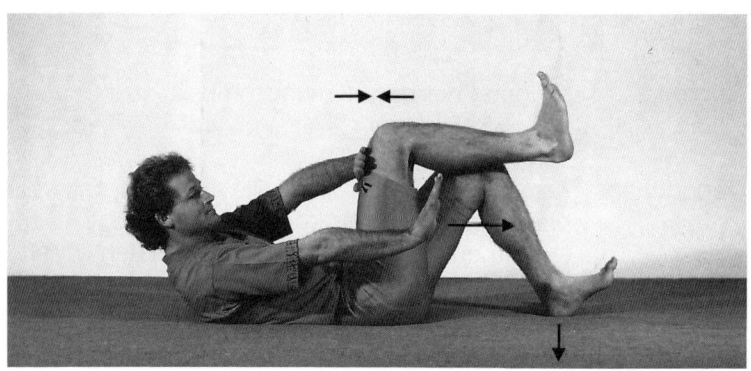

Hinweise	In der Übungsposition wird ein ständiger Druck ausgeübt: Linke Ferse in den Boden stemmen. Linke Hand gegen den rechten Oberschenkel. Rechte Hand gegen einen gedachten Widerstand.
Wirkung	Gesamtkräftigung.

38

Ausgang	Rückenlage, das linke Bein ist angewinkelt auf-gestellt, das rechte ausgestreckt, Ferse heraus-geschoben.
Übung ■ ▲	Oberkörper aufrichten, dann das rechte ge-streckte Bein langsam auf- und abwärts bewegen.

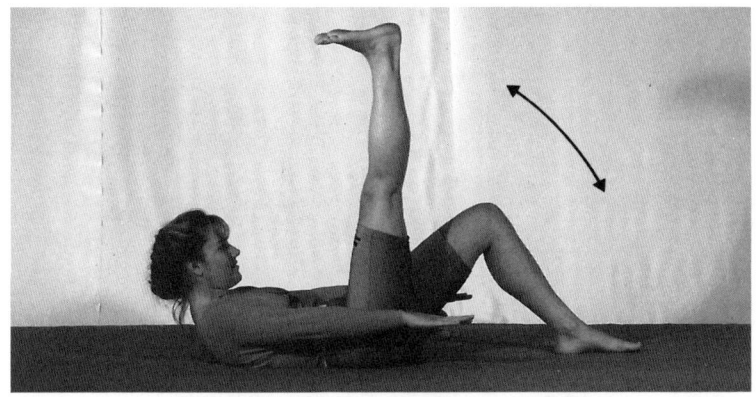

Wirkungen	Kräftigung der geraden Bauchmuskulatur. Kräftigung des Hüftlendenmuskels und der Ober-schenkelmuskulatur. Dehnung der rückwärtigen Beinmuskulatur.
Variationen	1 Das gestreckte Bein möglichst senkrecht in der Luft halten und nur den Fuß bewegen: Beugen und strecken. Kreisen lassen.
	2 Das gestreckte Bein mit Hilfe der Hände näher zum Bauch ziehen.
Hinweis	Fersenschub verstärkt die Dehnung.
Wirkungen	Kräftigung der geraden Bauchmuskulatur. Dehnung der rückwärtigen Beinmuskulatur.

Ausgang   Rückenlage, die Beine sind angewinkelt aufgestellt.

Übung   Oberkörper aufrichten, mit dem rechten Bein
›Fahrrad fahren‹.

■ ●

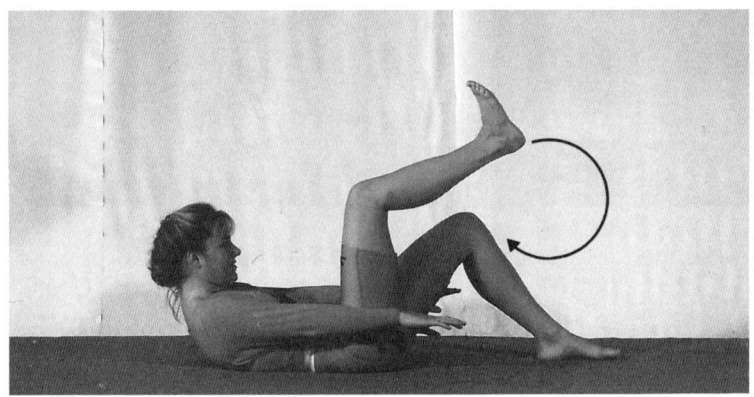

Hinweise   Langsame Bewegungsausführung.
Große Radfahrbewegung mit Streckung des Beines
und des Fußes.

Wirkungen Kräftigung der geraden Bauchmuskulatur.
Kräftigung der Beinmuskulatur.
Mobilisation von Fuß-, Knie- und Hüftgelenk.

Variation   Rückwärts Fahrrad fahren.

40

¼ **Klappmesser**

Ausgang   Rückenlage, das linke Bein ist angewinkelt aufgestellt, das rechte Bein langgestreckt.

Übung   Gleichzeitig mit dem Aufrollen des Rumpfes wird
das rechte Bein rechtwinklig hochgezogen, dabei
steht der Oberschenkel senkrecht, Unterschenkel
waagrecht, der Fuß ist aufgestellt, die Arme ziehen
nach vorn bei leicht aufgestellten Händen. Dann
den Oberkörper langsam zurückrollen und gleich-
■   zeitig das rechte Bein wieder gestreckt ablegen.

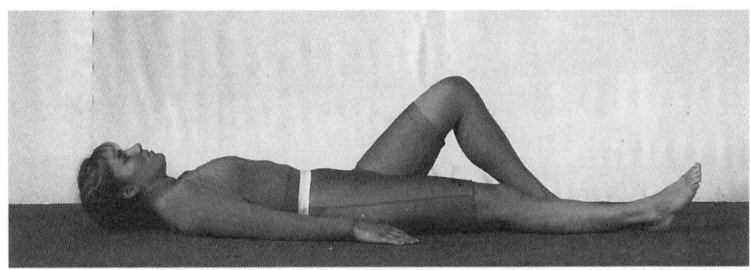

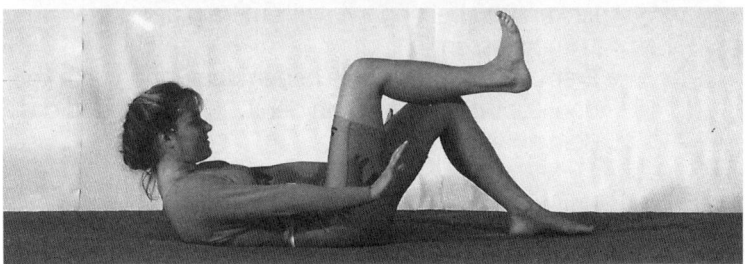

Hinweise   Langes gleichmäßiges Ausatmen und dabei
das rechte Bein und den Oberkörper anheben,
einatmen, und beides wieder ablegen.
Linken Fuß am Boden stehen lassen.

Wirkung   Kräftigung der geraden Bauchmuskulatur.

½ **Klappmesser**

Variation   Gleichzeitig mit dem Aufrollen des Oberkörpers
für Geübte   wird das rechte Bein gestreckt so weit angehoben,
             bis es mit dem Rumpf einen rechten Winkel bildet,
■ ▲   wobei die Hände zum Fuß ziehen.

Hinweise   Atmung siehe ›¼ Klappmesser‹
             Linken Fuß bei angewinkeltem Bein am Boden
             stehen lassen.
             Erst Lendenwirbelsäule gegen den Boden drücken,
             den Kopf einrollen, dann den Oberkörper und das
             Bein anheben.

Ausgang   Rückenlage, ein Bein ist aufgestellt, das andere
             wird möglichst senkrecht in die Luft gehalten,
             die Ferse ist herausgeschoben.

Übung   Oberkörper aufrollen und hinter dem gestreckten
             Bein 3 – 5 × in die Hände klatschen.

Wirkungen   Kräftigung der geraden Bauchmuskulatur.
             Dehnung der rückwärtigen Beinmuskulatur.

42

Für Geübte

Ausgang   Rückenlage, die Beine sind aufgestellt.

Übung   Die Beine *nacheinander* möglichst senkrecht in
           die Luft strecken, dann Kopf, Schultern und Arme
           anheben.
           Oberkörper wieder zurückrollen,
■ ▲   Beine *nacheinander* abstellen.

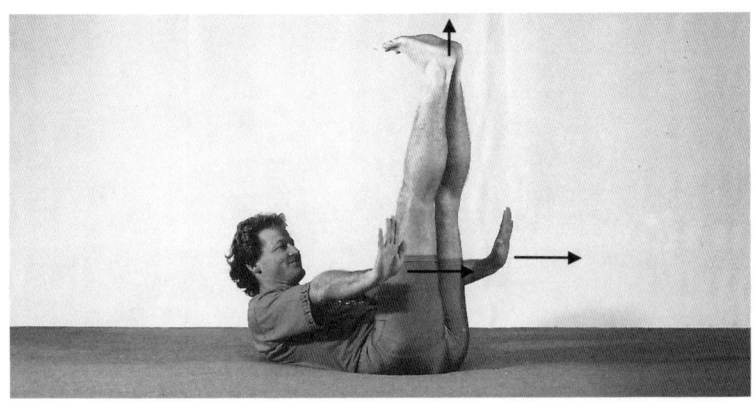

Hinweise   Fersen herausschieben, Hände sind aufgestellt.
           Die Lendenwirbelsäule muß fest am Boden liegen
           können.

Wirkungen Kräftigung der geraden Bauchmuskulatur.
           Dehnung der rückwärtigen Beinmuskulatur.

Variationen 1 In dieser Übungsposition die Beine grätschen
und wieder schließen.

2 Den Oberkörper nach rechts und links anheben,
wobei beide Hände an den Beinen außen vorbei
nach vorn ziehen.

■ ▲

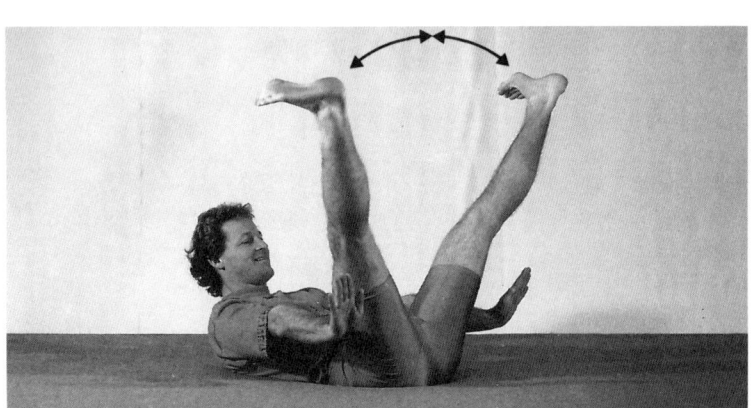

Hinweis   Nicht die Schultern hochziehen.

Wirkungen   Dehnung der rückwärtigen Beinmuskulatur.
Kräftigung der schrägen Bauchmuskulatur.

Ausgang	Rückenlage, die Beine sind aufgestellt, die Hände sind am Hinterkopf angelegt.
Übung ■ ●	Rechtes Knie und linken Ellbogen zusammentreffen lassen, d. h. Oberkörper anheben und zur rechten Seite drehen, rechtes Knie zum Bauch heben.

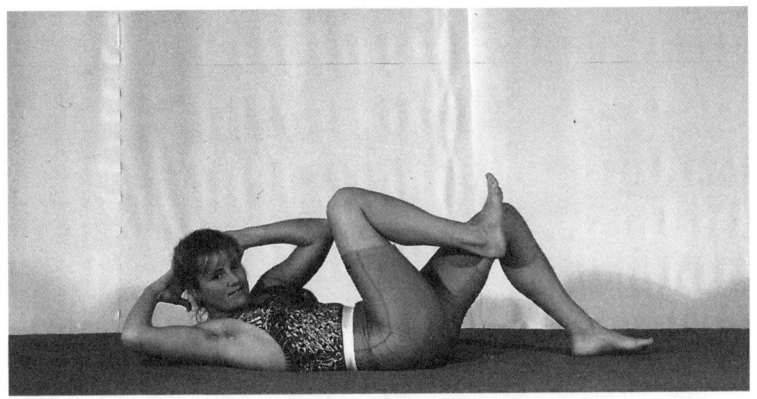

Hinweise	Ausatmen, dabei Knie und Ellbogen zusammentreffen lassen, einatmen und langsam wieder zurückrollen. Ellbogen weit auseinander lassen, nicht den Kopf ›einklemmen‹.
Wirkungen	Kräftigung der schrägen Bauchmuskulatur. Mobilisation der Wirbelsäule.
Variation	Linken Ellbogen und linkes Knie zusammentreffen lassen.
Variation für Geübte	Wie vorhergehende Übung, aber aus der Ausgangsstellung: Rückenlage, Beine sind lang ausgestreckt.

Ausgang	Rückenlage, die Beine sind aufgestellt, Fersen stemmen in den Boden.
Übung	Das rechte Knie wird angehoben, der linke Ellbogen drückt bei gebeugtem Arm gegen die Innenseite des rechten Knies. Der rechte Arm zieht nach vorn, bei aufgestellter Hand.

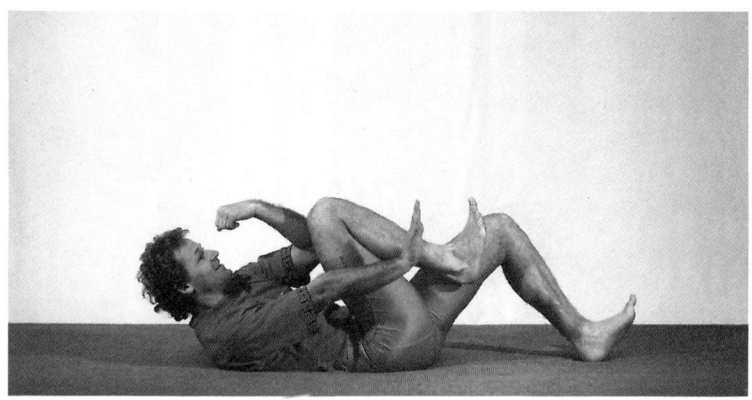

Hinweis	Der Oberkörper dreht sich leicht zur rechten Seite.
Wirkung	Kräftigung der schrägen Bauchmuskulatur (Gesamtkräftigung).

	Variation für Geübte
Ausgang	Rückenlage, das linke Bein ist lang, das rechte Bein aufgestellt, der rechte Arm liegt gestreckt seitlich am Kopf auf dem Boden.
Übung ■ ▲	Der linke Ellbogen wird bei gebeugtem Arm gegen das rechte angehobene und angewinkelte Knie gedrückt.

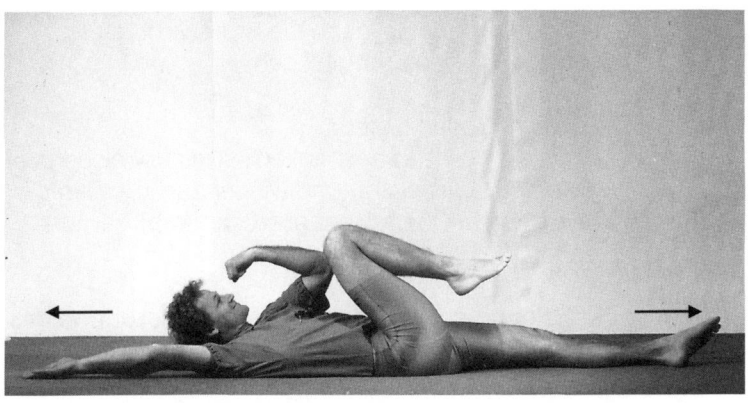

| Hinweise | Kopf mit anheben.
 Der rechte Arm und das linke Bein bleiben möglichst lang am Boden liegen. |

Ausgang	Für Geübte: Rückenlage, Beine ausgestreckt.
Übung	Lendenwirbelsäule gegen den Boden drücken, Kopf, Schultern und Arme anheben. Den gesamten Oberkörper aufrichten und zum Sitzen kommen, ohne daß die Füße vom Boden gelöst werden. Genauso wieder zurückrollen, d. h. Rücken rund werden lassen, Kopf auf die Brust neigen. Erst die Lendenwirbelsäule, dann die Brustwirbelsäule, zum Schluß den Kopf ablegen.
Hinweise	Füße am Boden lassen. Nicht zur rechten oder linken Seite ausweichen, Wirbel für Wirbel auf- und wieder zurückrollen. Beim Sitzen: Oberkörper aufrecht, Kopf herausziehen.
Wirkungen	Kräftigung der geraden Bauchmuskulatur und des Hüftlendenmuskels. Mobilisation der Wirbelsäule.
Variationen	1 Wie Übung ›Für Geübte‹, oben, jedoch aus der Ausgangsstellung: Rückenlage, ein Bein gebeugt aufgestellt, das andere lang ausgestreckt. 2 Wie Übung ›Für Geübte‹, oben, jedoch aus der Ausgangsstellung: Rückenlage, das gebeugte Bein wird über dem gestreckten aufgestellt. 3 Wie Übung ›Für Geübte‹, oben, jedoch aus der Ausgangsstellung: Rückenlage, beide Beine hüftbreit auseinander aufgestellt.

Um Ausweichbewegungen bei zu schwacher Bauchmuskulatur zu vermeiden, kann die gesamte Übung mit Partnerhilfe durchgeführt werden.
Vergleich: Grundübung Stufe 2 und 3.

Ausgang	Rückenlage, die Beine sind aufgestellt.
	Das rechte Knie zum Bauch bewegen, mit den
	Händen umfassen.

Übung	Kopf und Schultern vom Boden lösen, das rechte
	Knie in die Hände drücken, so daß die Lendenwir-
■ ▲	belsäule fest gegen die Unterlage gedrückt wird.

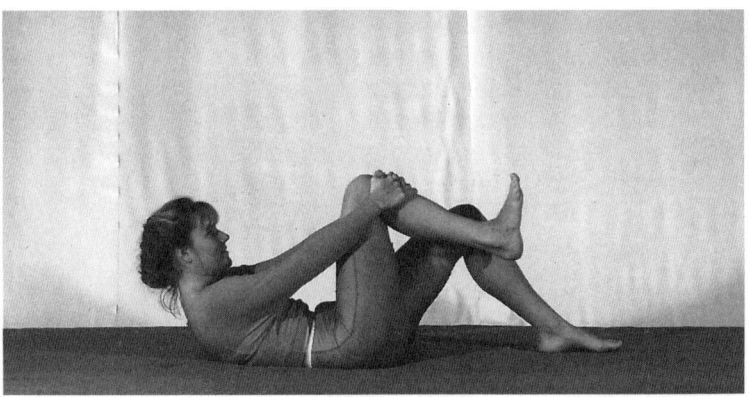

Hinweise	Schultern nicht hochziehen, sondern die Schulter-
	blätter an die Wirbelsäule ziehen.
	Durch den Druck des Knies in die Hände
	isometrische Spannung herstellen.

Wirkungen	Kräftigung der geraden Bauchmuskulatur und
	der unteren Rückenmuskulatur.
	Streckung der Lendenwirbelsäule.

49

Variationen 1 Oberkörper und Kopf am Boden liegen lassen.

2 Das linke Bein wird lang ausgestreckt und aktiv gegen den Boden gedrückt.

Bitte beachten Sie bei der Ausführung der folgenden Übungen: Die Beine *nacheinander* in die Übungsposition bringen und nach der Übungsdurchführung auch wieder *nacheinander* auf den Boden zurückstellen.

Bei zu schwacher Bauchmuskulatur fällt man beim gleichzeitigen Anheben beider Beine sehr leicht ins Hohlkreuz und nimmt die Kraft aus dem Rücken. Genauso verhält es sich beim gleichzeitigen Abstellen. Werden die Beine ›fallengelassen‹, bekommen die Bandscheiben kleine ›Schläge‹.

Ausgang   Aus der Rückenlage die Knie *nacheinander*
zum Bauch bringen, mit den Händen beide Knie
umfassen.

Übung   Die Knie drücken gleichzeitig in die Hände,
so daß die Lendenwirbelsäule fest auf den Boden
■ ▲   gedrückt wird.

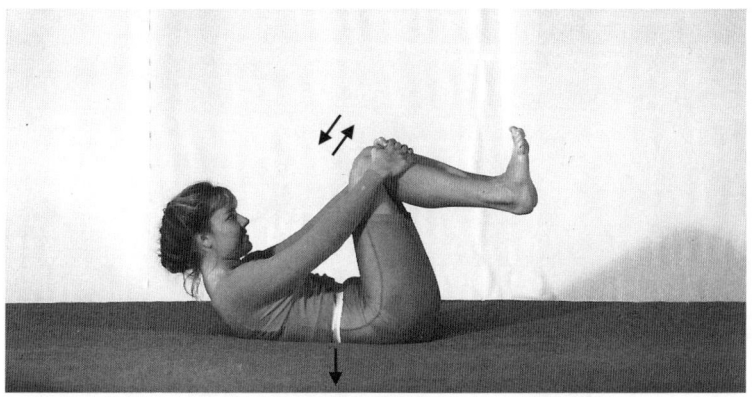

Hinweis   Durch den Druck der Knie in die Hände
isometrische Spannung aufbauen.

Wirkungen Kräftigung der unteren Rückenmuskulatur und
der Bauchmuskulatur.
Streckung der Lendenwirbelsäule.

Ausgang   Rückenlage, die Knie nacheinander zum Bauch
            bringen.

Übung   Kopf, Schultern und Arme anheben.
            Die Unterschenkel langsam schräg nach vorn
            ausstrecken, Fersenschub, die Arme ziehen nach
            vorne.

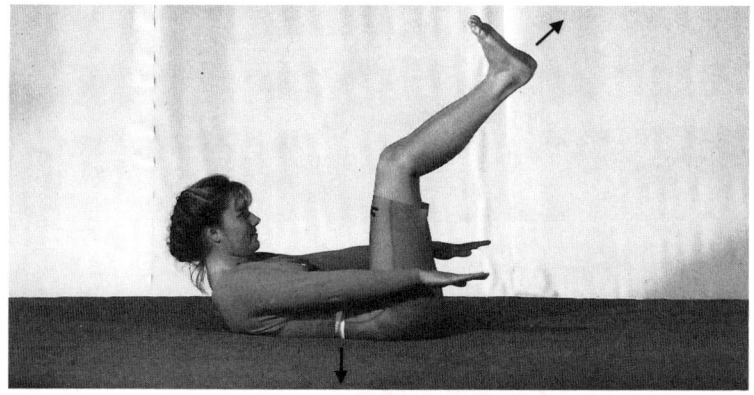

Hinweise   Je nach Grad der Bauchmuskelkräftigung kann
            diese Übung mit mehr oder weniger flachem
            Winkel zum Boden ausgeführt werden. Dabei sollte
            dieser Winkel jedoch nicht kleiner als 45 Grad sein.
            Die Lendenwirbelsäule muß die ganze Zeit voll-
            ständig am Boden liegen.
            Kopf kann auch am Boden bleiben.

Crunch (für Geübte)

Ausgang   Rückenlage, die Beine *nacheinander* anheben und im 90-Grad-Winkel ausrichten, d. h. Oberschenkel stehen senkrecht, Unterschenkel waagerecht, Füße sind aufgestellt.

Übung   Kopf, Schultern und Arme anheben, die aufgestellten Hände ziehen an den Knien vorbei nach vorn.
Oberkörper langsam wieder zurückrollen, dann die Beine *nacheinander* wieder abstellen.

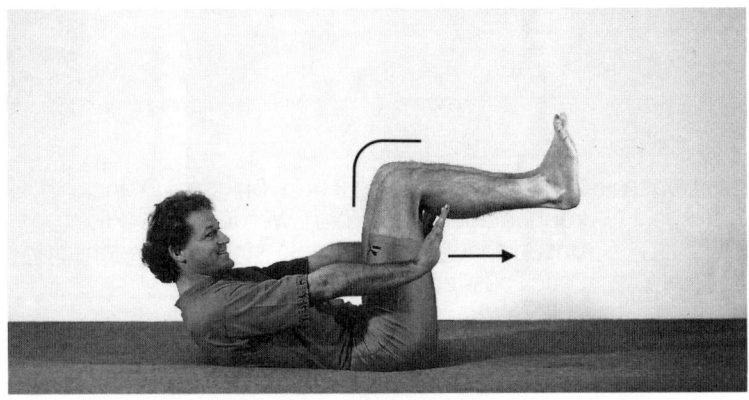

Hinweise   Stellen Sie sich vor, mit den Händen etwas wegzudrücken.
Schultern locker lassen.

Wirkung   Kräftigung der geraden Bauchmuskulatur.

Diagonal Crunch (für Geübte)

Ausgang   Rückenlage, die Beine *nacheinander* anheben und
             im 90-Grad-Winkel ausrichten.

Übung   Den Oberkörper abwechselnd zur rechten und
             linken Seite anheben, die Arme ziehen gemeinsam
             neben dem rechten bzw. linken Knie nach vorn,
             die Hände sind aufgestellt.

Wirkung   Kräftigung der schrägen Bauchmuskulatur.

Variationen 1 Die Übungen ›Crunch‹ und ›Diagonal Crunch‹
             können auch ausgeführt werden, wenn die
             Unterschenkel verschränkt sind und gegenseitig
■   Druck ausüben.

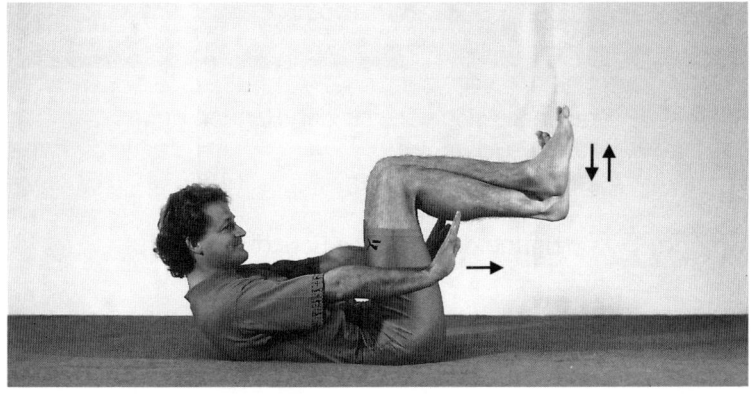

2 Die Crunch-Übungen können auch ausgeführt
werden, wenn die Unterschenkel auf einem
kleinen Kasten o. ä. ruhen.

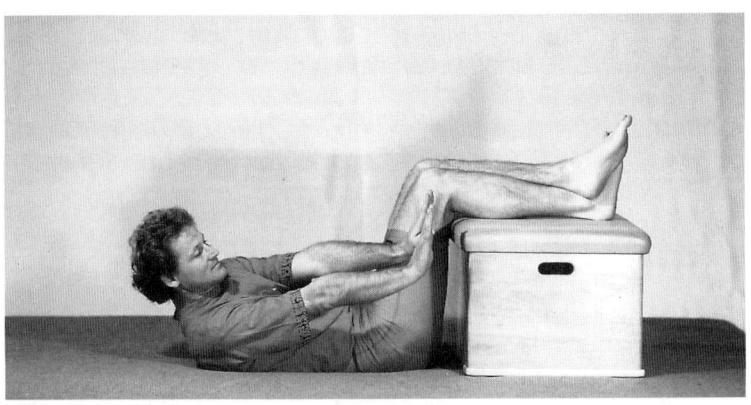

Wirkungen Kräftigung der geraden und schrägen Bauchmuskulatur.
Gesamtkräftigung.

Hinweis Unterschenkel nicht vom Kasten lösen während
der Übungsausführung.

Beckenlift

Ausgang   Für Geübte
            Aus der Rückenlage werden die Beine nach-
            einander senkrecht in die Luft gestreckt.
            Die Hände liegen neben dem Körper am Boden.

Übung   Die aufgestellten Füße drücken zur Zimmerdecke,
            die Fußsohlen zeigen nach oben, dabei wird das
■   Becken vom Boden gelöst.

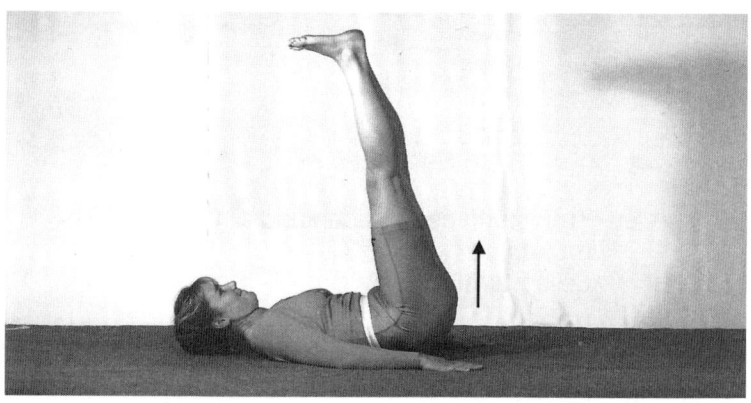

Hinweise   Oberkörper bleibt am Boden liegen, die Hände
            drücken gegen die Unterlage.
            90-Grad-Winkel zwischen Oberkörper und Ober-
            schenkel bleibt bestehen.
            Langsame Bewegungsausführung, nicht Schwung
            nehmen.

Wirkung   Kräftigung der geraden Bauchmuskulatur

Variation   Übung wie in ›Beckenlift‹, doch die gestreckten
            Beine werden verschränkt. Druck der Beine gegen-
            einander.

56

Erschwerter Beckenlift (für Geübte)

Ausgang
Aus der Rückenlage die Beine nacheinander anheben und im 90-Grad-Winkel ausrichten (d. h. Oberschenkel stehen senkrecht, Unterschenkel waagerecht, Füße aufgestellt). Die Hände liegen neben dem Körper auf dem Boden.

Übung
■
Die Knie bewegen sich zur Zimmerdecke, dabei das Becken vom Boden lösen.

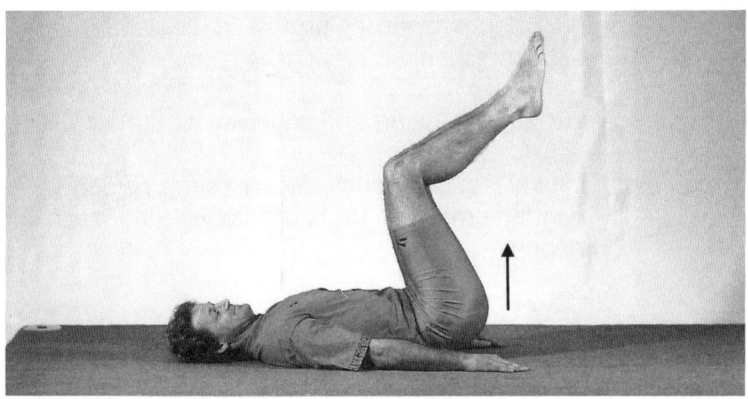

Hinweise
Oberkörper bleibt am Boden liegen, die Hände drücken gegen die Unterlage. 90-Grad-Winkel der Oberschenkel zum Oberkörper bleibt bestehen. Langsame Bewegungsausführung, nicht Schwung nehmen.

Wirkung
Kräftigung der geraden Bauchmuskulatur

Variation
Wie Übung ›Erschwerter Beckenlift‹, doch die Unterschenkel werden verschränkt. Druck der Unterschenkel gegeneinander.

2. Übungskomplex

Ziel   Dehnung der Gesäß-, hinteren Oberschenkel-
            und unteren Rückenmuskulatur.

            Bitte beachten Sie folgende Hinweise:
            Die Dehnposition mindestens 20 Sekunden halten.
            Die Übungen werden, wenn nicht anders
            beschrieben, wechselseitig durchgeführt.
            Bewegungsausführung bis kurz vor der Schmerz-
            grenze.
            Bei Kniebeschwerden umfassen die Hände
            die Oberschenkelrückseite.

Ausgang   Rückenlage, Beine sind angewinkelt aufgestellt.

Übung   Ein Knie an den Bauch ziehen, es mit beiden
            Händen umfassen und noch näher zum Bauch
▲   ziehen.

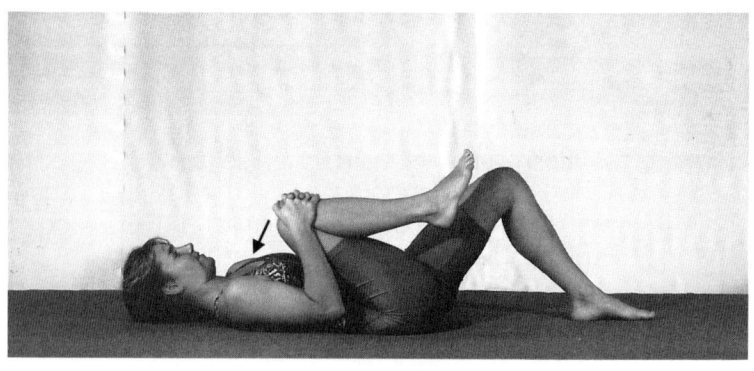

Hinweis   Kopf und Schultern bleiben locker am Boden.

Wirkung   Dehnung der Gesäß- und hinteren Oberschenkel-
            muskulatur.

58

Variation   Kopf und Schultern vom Boden lösen, die Nasen-
             spitze zieht in Richtung des angehobenen Knies.

Hinweis   Schultern nicht anspannen.

Variation   Das linke Bein senkrecht nach oben strecken.
für Geübte   Ferse herausschieben.
             Das gestreckte Bein mit Hilfe der Hände
▲   näher zum Bauch ziehen.

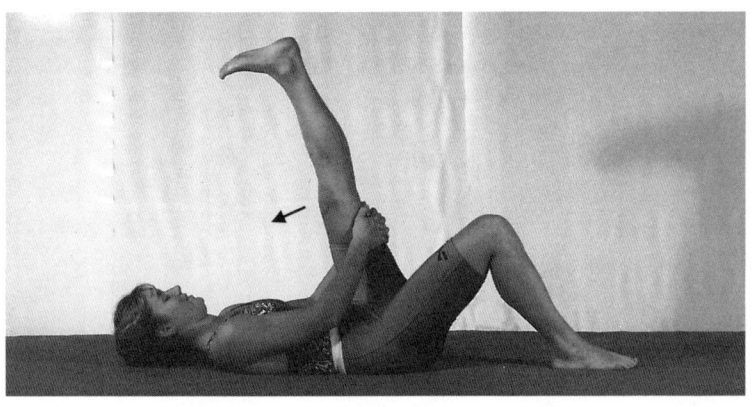

Wirkung   Verstärkte Dehnung der Gesäß- und rückwärtigen
             Beinmuskulatur.

Ausgang	Rückenlage, Beine sind angewinkelt aufgestellt.
Übung	Ein Bein wird lang ausgestreckt, das andere gebeugte Knie zum Bauch bewegt, mit den Händen umfaßt und näher herangezogen.
Hinweise	Kopf und Schultern bleiben locker am Boden. Das gestreckte Bein *aktiv* zum Boden hinunterdrücken.
Variation	wie oben, jedoch Kopf und Schultern vom Boden lösen, die Nasenspitze versucht, das angehobene Knie zu berühren.
Hinweis	Schultern nicht anspannen.

Bitte beachten Sie bei der Ausführung der folgenden Übungen:

Die Beine niemals gleichzeitig anheben und wieder abstellen, da man bei geschwächter Bauchmuskulatur dazu neigt, ins Hohlkreuz zu gehen. Beim gleichzeitigen spannungslosen Abstellen der Beine erhalten die Bandscheiben ›kleine Schläge‹.

Ausgang	Rückenlage, Beine sind aufgestellt.
Übung ▲	Die Knie *nacheinander* zum Bauch bewegen. Durch Handumfassung Zug ausüben.

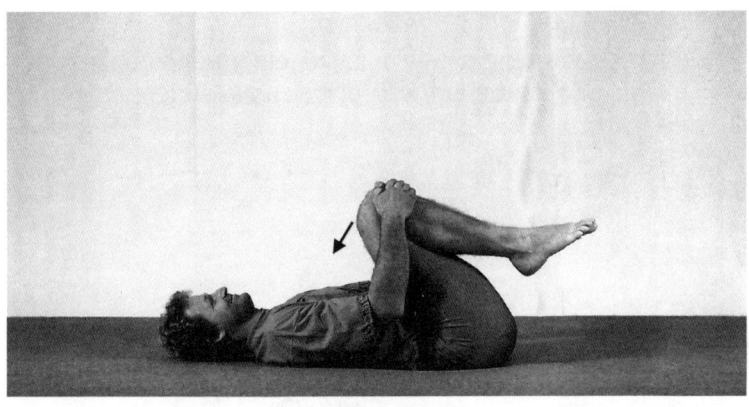

Hinweise	Kopf und Schultern locker am Boden lassen. Jede Hand umfaßt ein Knie.
Wirkung	Dehnung der Gesäß- und rückwärtigen Oberschenkelmuskulatur.

Variationen Sind die Knie nacheinander an den Bauch gezogen,
sind zwei Variationen möglich:

1 Die Knie mit Hilfe der Hände gemeinsam in einer
Richtung kreisen lassen.

▲   2 Jeweils ein Knie mit Hilfe einer Hand näher zum
Bauch ziehen, während sich das andere entfernt.

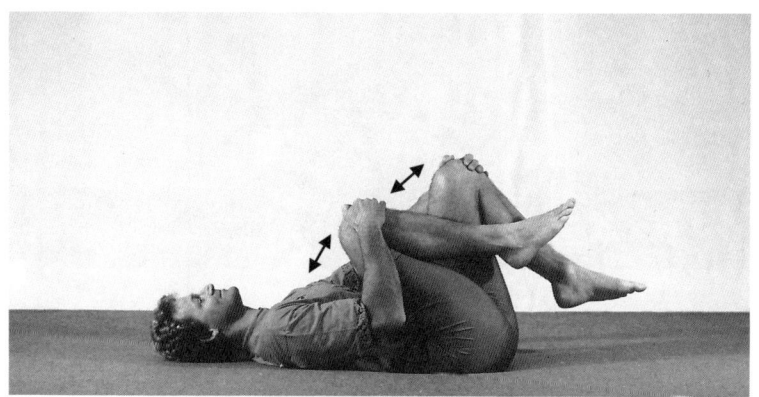

Hinweise   Kopf und Schultern bleiben locker am Boden.
Jede Hand umfaßt das gleichseitige Knie.

Wirkungen Dehnung bzw. Lockerung der unteren Rücken-
muskulatur.
Dehnung der Gesäßmuskulatur und der
Muskulatur der Oberschenkelrückseite.

Rückenschaukel

Übungs-
position

Aus der Rückenlage die Knie nacheinander zum
Bauch ziehen, mit den Händen die Knie umfassen.

Übung

▲ ●

Auf dem Rücken leicht vor- und zurückrollen,
›schaukeln‹. Dabei mit den Knien, die in die Hände
gedrückt werden, Schwung holen.

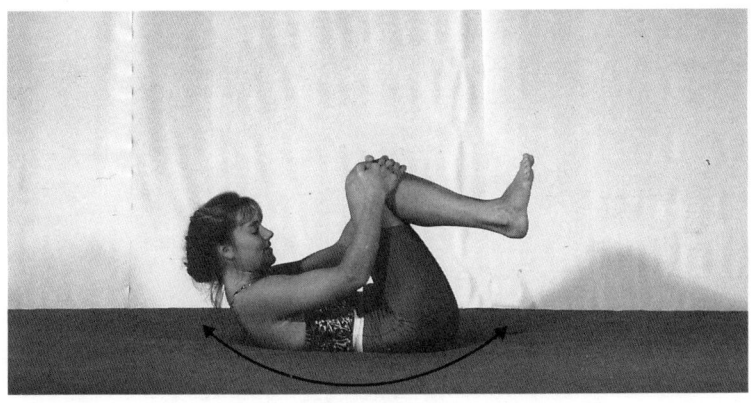

Hinweise

Der Rücken bleibt rund, ›rollende Bewegung‹.
Keine ruckartige Bewegungsausführung.
Die Schaukelbewegung langsam intensivieren.

Wirkungen

Dehnung der Rückenmuskulatur.
Mobilisation der Wirbelsäule.

Übung

Variation
Nur das eine Knie wird bei der Schaukelbewegung
mit den Händen umfaßt, das andere Bein bleibt
gestreckt.

Hinweise

Gerade vor- und zurückrollen.
Nicht zu einer Seite ausweichen.

Ausgang	Rückenlage, das rechte Bein ist aufgestellt, das linke Bein lang ausgestreckt. Der linke Arm liegt locker neben dem Körper, der rechte Arm liegt ausgestreckt neben dem Kopf.
Übung ▲	Lendenwirbelsäule nach unten drücken, den rechten Arm nach hinten, das linke Bein nach vorn schieben.

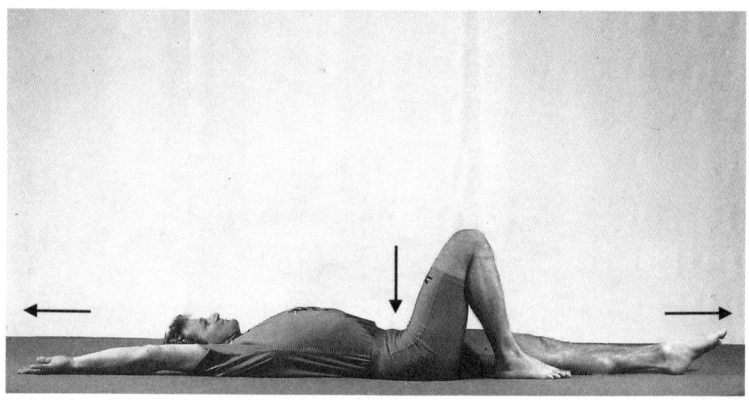

Hinweise	Mit gestrecktem Arm und Bein am Boden liegen bleiben. Sich lang herausziehen.
Wirkungen	Dehnung des großen Rückenmuskels. Streckung der Wirbelsäule.

3. Übungskomplex

Ziel   Mobilisation der Wirbelsäule.
        Dehnung der Rücken-, Gesäß- und schrägen Bauch-
        muskulatur.

        Bitte beachten Sie folgende Hinweise:
        Aus der Ausgangsstellung wird die Dehnposition
        langsam eingenommen.
        In dieser gedehnten Position bleiben Sie ca. 20 – 30
        Sekunden liegen und kehren dann langsam wieder
        zur Ausgangsposition zurück.
        Die Übungen wechselseitig ausführen.

Ausgang	Rückenlage, die Beine sind aufgestellt. Die Arme liegen seitwärts ausgestreckt in Verlängerung der Schulterachse am Boden, die Handflächen zeigen nach unten.
Übung ▲ ●	Die Knie zur linken Seite ablegen, den Kopf auf die rechte Seite drehen.

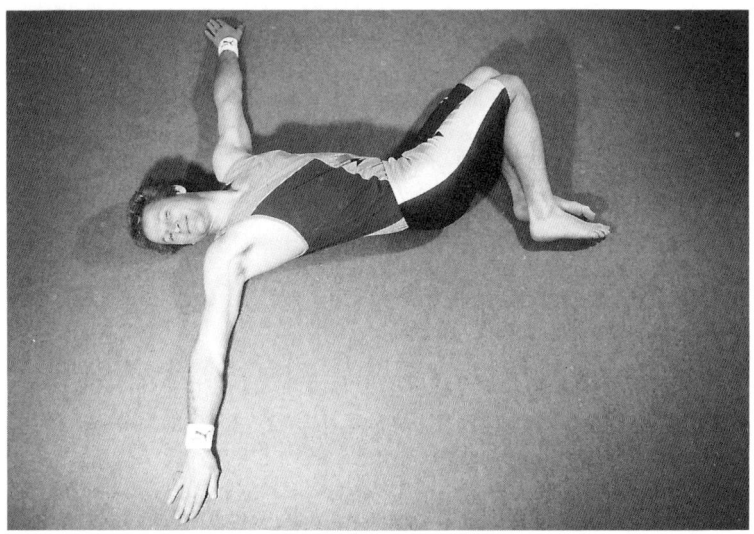

Hinweis	Beide Schultern am Boden liegen lassen.
Wirkungen	Mobilisation der Wirbelsäule. Dehnung der schrägen Bauch-, unteren Rücken- und Gesäßmuskulatur.

Variationen 1 Die Dehnposition einnehmen. In dieser Lage das untere Bein über das obere legen und somit den Zug verstärken.

2 In der Dehnposition das obere Bein mit dem unteren verschränken.

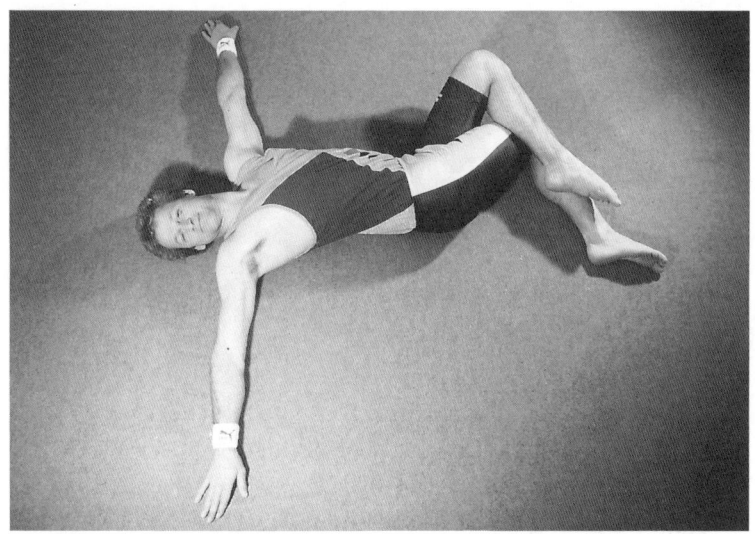

Hinweise   Die Atmung in die gedehnte Seite hineinlenken. Schultern am Boden liegen lassen.

Wirkungen   Verstärkte Dehnung der schrägen Bauch-, Rücken- und Gesäßmuskulatur. Mobilisation der Wirbelsäule.

Ausgang   Rückenlage, das rechte Bein ist aufgestellt,
           das linke Bein ist lang gestreckt, die Arme sind
           seitwärts in Verlängerung der Schulterachse
           ausgestreckt, die Handflächen zeigen nach unten.

Übung   Kopf zur rechten Seite drehen; das rechte Knie
           versucht neben der linken Hüfte den Boden zu
▲ ●   berühren.

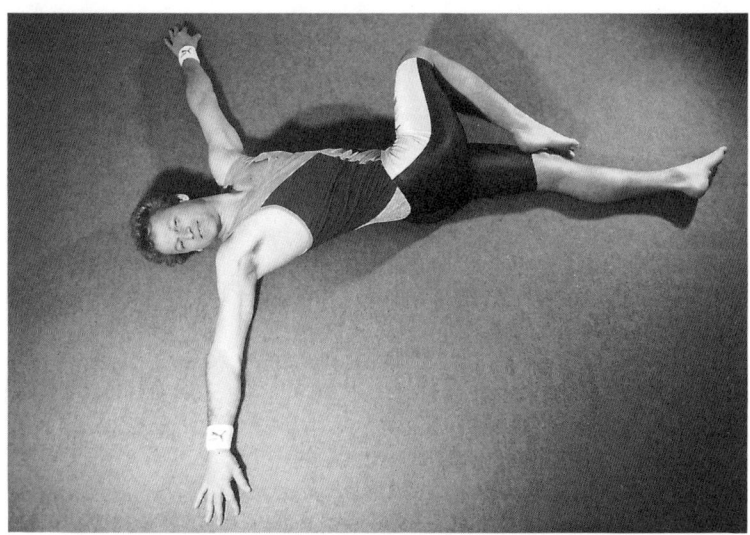

Hinweis   Beide Schultern am Boden liegen lassen.

Wirkungen Mobilisation der Wirbelsäule.
           Dehnung der unteren Rücken- und Gesäß-
           muskulatur.

Variation Dehnposition einnehmen.
           Die linke Hand drückt das rechte Knie näher zum
           Boden, ohne daß die rechte Schulter vom Boden
           abhebt.

68

Ausgang   Rückenlage, Beine aufgestellt,
            Arme in Verlängerung der Schulterachse
            ausgestreckt.

Übung   Die linke Hand zieht hinüber zur rechten Hand.

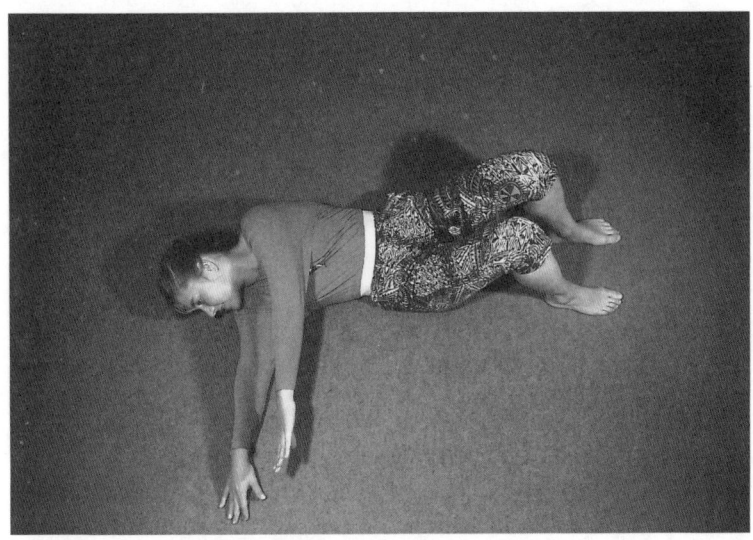

Hinweise   Kopf und linke Schulter mitdrehen.
            Die Beine stehen lassen.

Wirkungen   Mobilisation der Wirbelsäule.
            Dehnung der oberen Rückenmuskulatur.

Variation   Das rechte Bein wird lang ausgestreckt, wenn der
            Oberkörper sich zur linken Seite dreht.

Hinweis   Becken am Boden lassen.

Für Geübte

Ausgang   Rückenlage, das rechte Bein ist aufgestellt,
           das linke Bein lang ausgestreckt, linker Arm neben
           dem Kopf, der rechte neben dem Körper.

Übung   Kopf und Schultern anheben, mit der rechten
           Hand in Richtung des rechten Fußes greifen und
           dort den Oberkörper wieder ablegen.
           Der linke Arm wird über dem Kopf lang am
▲ ●   Boden abgelegt.

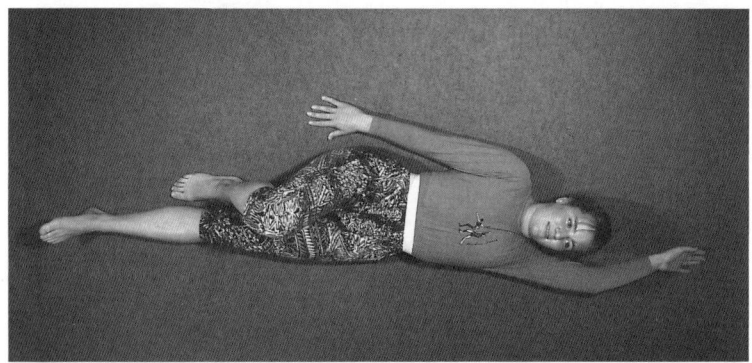

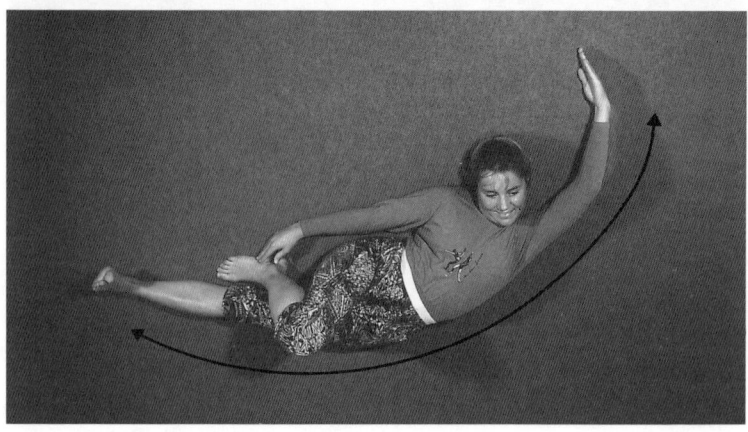

70

Hinweise	Kopf schaut weiterhin zur Zimmerdecke.
	Schultern und Gesäß bleiben am Boden liegen.
	Zur Verstärkung wird das gestreckte linke Bein
	aktiv aus der Hüfte herausgezogen, Fersenschub.
Wirkungen	Dehnung der gesamten seitlichen Rumpf-
	muskulatur.
	Mobilisation der Wirbelsäule.

Übungen in der Bauchlage

Um eine aufrechte Haltung zu sichern, ist es unerläßlich, die geschwächten Gesäßmuskeln zu kräftigen, die das Becken mit Hilfe der Bauchmuskeln stabilisieren.

Im oberen Rumpfbereich werden die Schulterblattmuskulatur sowie der Rückenstrecker gekräftigt, um ein Nach-vorne-Fallen der Schultern zu verhindern.

Um eine Fehlbeanspruchung der Lendenwirbelsäule während der Übungen zu vermeiden, ist es wichtig, ein kleines Kissen oder ein zusammengelegtes Handtuch unter den Bauch zu legen. Die meist ohnehin schon verkürzte untere Rückenmuskulatur wird somit entlastet.

Bei allen Übungen ist zu beachten, daß eine Hohlkreuzstellung nicht verstärkt wird, d. h. die Beine, den Oberkörper, die Arme nicht bis zum Endausschlag anheben, sondern nur leicht vom Boden lösen. Wichtig ist, daß ein Zug nach vorn oder hinten ausgeübt wird, um die Streckung der Wirbelsäule zu verstärken.

Das Ziel ist die Kräftigung der oberen Rücken- und Schultermuskulatur sowie der Gesäßmuskulatur.

Um eine Kräftigung zu erzielen, halten Sie die Übungsposition ca. 7 – 10 Sekunden (die bis zu 20 Sekunden gesteigert werden können).

Ruhig und gleichmäßig atmen, keine Preßatmung.

Langsame Bewegungsausführung.

Kopf nicht in den Nacken nehmen, er wird immer in Verlängerung der Wirbelsäule getragen.

Zwischendurch die Päckchenstellung einnehmen, um eine Entlastung zu erreichen.

Aufbau der Grundspannung

Ausgang   Bauchlage, Arme liegen neben dem Körper.
Beine leicht geöffnet. Stirn liegt am Boden.

Übung   Gesäß- und Bauchmuskeln fest anspannen (die
Vorstellung haben, mit den Pobacken ein 5-DM-
Stück festzuhalten). Dann die Schulterblatt-
muskulatur anspannen, d. h. Schulterblätter zur
Wirbelsäule bringen (die Vorstellung haben, die
Schulterblätter werden mit einer Sicherheitsnadel
zusammengehalten).
Den Kopf leicht anheben und nach vorn heraus-
ziehen. Blick bleibt zum Boden gerichtet.

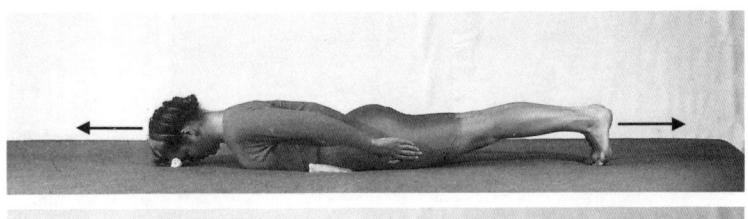

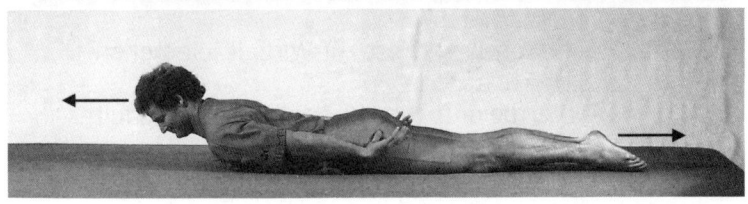

Verstärkt werden kann diese Grundspannung durch Aufstellen
der Zehenspitzen, verbunden mit dem Fersenschub.

Somit: Kopf zieht nach vorn, die Fersen nach hinten.

Die Grundspannung wird in umgekehrter Reihenfolge wieder
aufgelöst. Sie dient als Grundlage für die weiteren Übungen
und muß somit zuerst beherrscht werden.

Zur Erleichterung können die folgenden Übungen zunächst
so durchgeführt werden, daß die Stirn am Boden liegen bleibt.

1. Übungskomplex

Ausgang   Bauchlage, Arme und Hände liegen seitwärts aus-
          gestreckt neben dem Körper.

Übung   Grundspannung aufbauen, dann die Arme
          abwechselnd oder gleichzeitig anheben, Hand-
■ ▲   flächen zeigen nach unten.

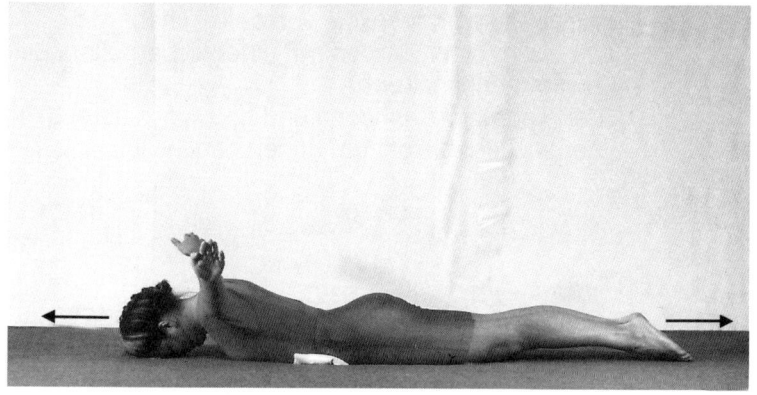

Hinweise   Schulterblätter fest zur Wirbelsäule ziehen
           (Sicherheitsnadel).
           Die Arme direkt in Verlängerung der Schulter-
           achse anheben.

Wirkungen Kräftigung der oberen Rücken- und Schulter-
           muskulatur.
           Dehnung der Brust- und Armmuskulatur.

Variation Mit den angehobenen Armen kleine Kreise
           beschreiben, vor- und rückwärts.

Ausgang	Bauchlage, Arme liegen in U-Form neben dem Kopf.
Übung	Grundspannung aufbauen, dann die Arme in der U-Haltung vom Boden abheben.

■

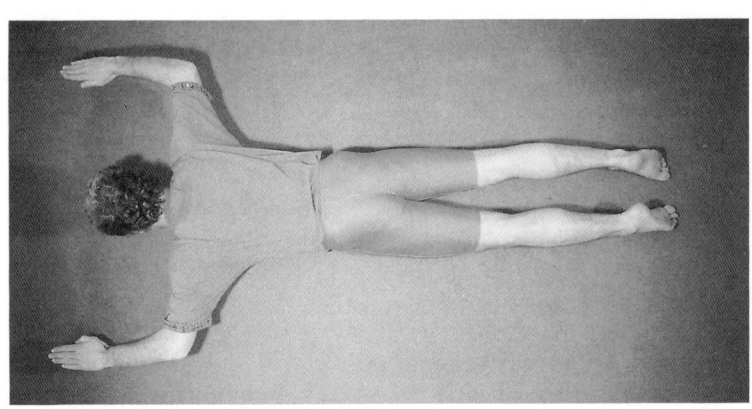

Hinweise	Kopf in Verlängerung der Wirbelsäule halten. Blick zum Boden.
Wirkung	Kräftigung der oberen Rücken- und Schulter- muskulatur.
Variation	Aus der U-Haltung die Arme abwechselnd oder gleichzeitig nach vorn ziehen.
Hinweis	Arme und Kopf lang nach vorn schieben.

Ausgang   Bauchlage, Hände sind hinter dem Rücken
            verschränkt.

Übung   Grundspannung aufbauen.
            Schultern und Arme nach hinten unten ziehen,
■ ▲   Kopf zieht nach vorn.

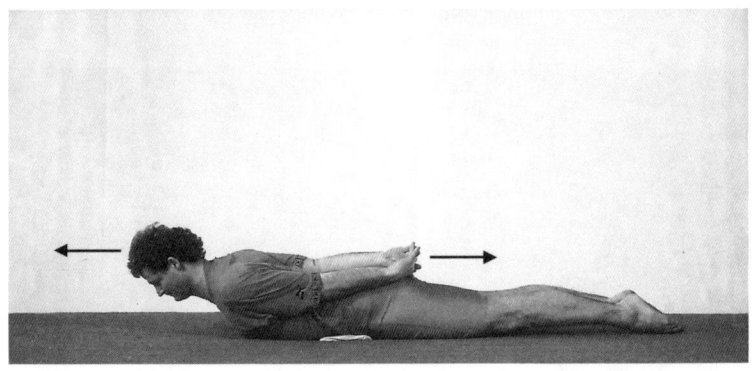

Hinweis   Schulterblätter an die Wirbelsäule bringen.

Wirkungen   Kräftigung der oberen Rücken- und Schulter-
            muskulatur.
            Streckung der Wirbelsäule.

Ausgang	Bauchlage, Arme liegen lang ausgestreckt neben dem Kopf.
Übung ■	Grundspannung aufbauen, abwechselndes oder gleichzeitiges Anheben der gestreckten Arme.

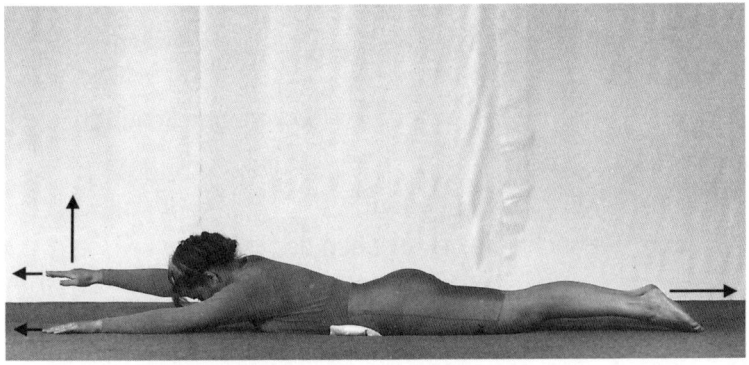

Hinweise	Arme lang nach vorn herausschieben, Zug ausüben. Blick zum Boden gerichtet.
Wirkung	Kräftigung der oberen Rückenmuskulatur sowie der Schulter- und Armmuskulatur.
Variation 1	Die angehobenen Arme langsam über die Seite bis hinter den Rücken und zurück nach vorn führen.
Hinweise	Langsame Bewegungsausführung. Einatmen, wenn die Arme zurückgeführt werden, ausatmen, Arme wieder nach vorne bringen.
Variation 2	›Twist mit den Händen‹. Die Hände vorn mehrfach übereinander kreuzen.
Variation 3	Mit den angehobenen Armen (oder nur den Händen) kleine Kreise beschreiben.
Hinweise	Arme gestreckt lassen. Blick zum Boden.

Ausgang	Bauchlage, Arme ausgestreckt neben dem Kopf.
Übung	Grundspannung aufbauen, Arme und Kopf anheben. Mit den Armen die Brustschwimmbewegung durchführen.
Hinweise	Sich lang nach vorn strecken. Blick bleibt zum Boden gerichtet.
Wirkung	Kräftigung der oberen Rücken- und Schulter-muskulatur.

Für Geübte

Ausgang	Bauchlage, Arme neben dem Kopf.
Übung	Grundspannung aufbauen. Die Hände über dem Scheitel fest gegeneinander drücken.

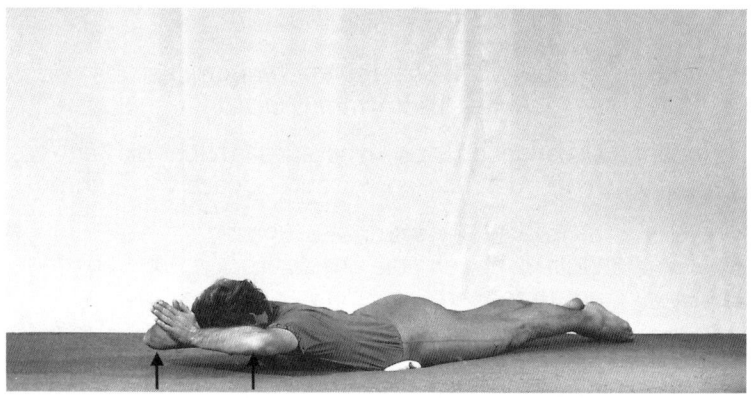

Hinweise	Durch Druck der Hände gegeneinander isometrische Spannung aufbauen. Keine Preßatmung. Schultern nicht hochziehen.

Wirkung   Kräftigung der oberen Rückenmuskulatur.
           Kräftigung der Schulter- und Brustmuskulatur.

Variation Die Hände greifen über den Kopf jeweils an
           den Unterarm des gegenüberliegenden Armes,
■   Ellbogen nun nach außen ziehen.

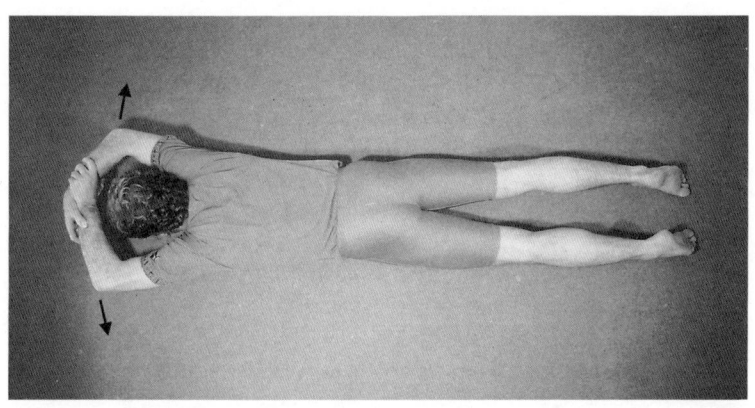

Hinweise   Durch Auseinanderziehen der Ellbogen
           isometrische Spannung aufbauen.
           Keine Preßatmung.

Ausgang   Bauchlage, beide Hände liegen am Hinterkopf an.

Übung   Grundspannung aufbauen, Kopf und beide
           Ellbogen anheben.

Hinweise   Hände liegen nur leicht am Hinterkopf an.
           Nicht den Kopf hinunterdrücken.
           Schulterblätter zur Wirbelsäule ziehen.
           Blick zum Boden.

Wirkung   Kräftigung der oberen Rücken- und Schulter-
           muskulatur.

Ausgang   Bauchlage, Arme liegen neben dem Körper,
          die Hände berühren die Oberschenkel.

Übung   Grundspannung aufbauen, Schultern und Kopf
          anheben, Oberkörper zur Seite neigen und in
          geneigter Position ablegen.

■

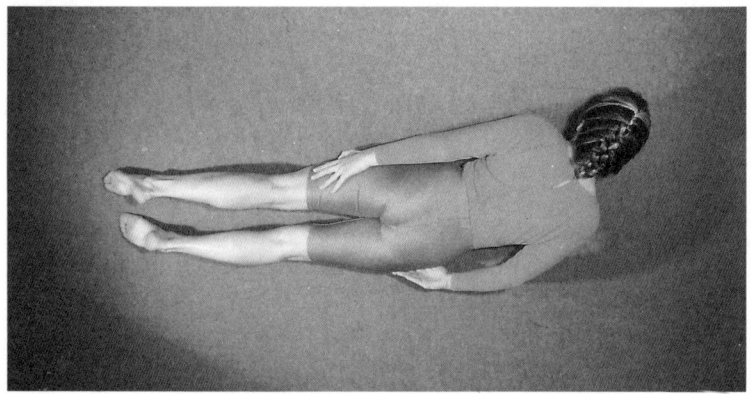

Hinweis   Blick zum Boden.

Wirkungen   Kräftigung der oberen Rücken- und Schulter-
             muskulatur.
             Kräftigung der seitlichen Rumpfmuskulatur.

Variation 1 Wie Übung oben, die Hände jedoch am Hinterkopf
             anlegen.

Hinweis   Den Kopf nicht hinunterdrücken.

Variation 2 Wie vorhergehende Übung, die Arme jedoch lang
             nach vorn ausgestreckt.

Ausgang	Bauchlage, Arme liegen neben dem Körper, Hände an den Oberschenkeln.
Übung	Grundspannung aufbauen.
	Arme vom Boden lösen und die Schulterblätter zur Wirbelsäule ziehen.
■ ●	Dann abwechselnd die Schultern und den Kopf nach rechts und links drehen.

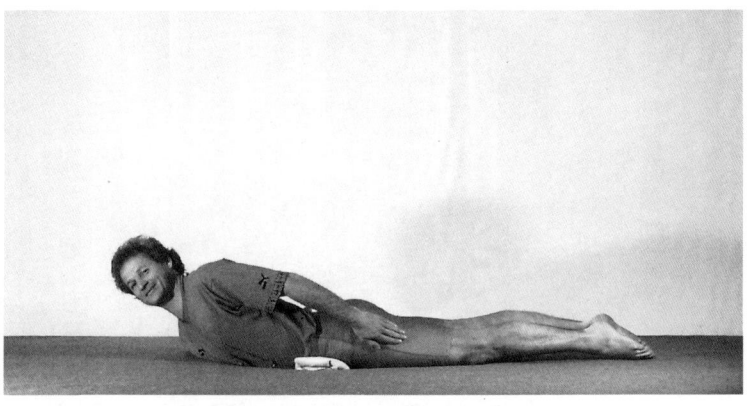

Hinweis	Hüfte am Boden lassen.
Wirkungen	Kräftigung der Rücken- und Schultermuskulatur.
	Kräftigung der schrägen Bauchmuskulatur.
	Mobilisation der Wirbelsäule.

Variationen für Geübte

Übung   Wie Übung Seite 81, jedoch liegen die Hände am
               Hinterkopf an.

Übung   Wie Übung Seite 81, jedoch werden die Arme lang
■ ●   ausgestreckt.

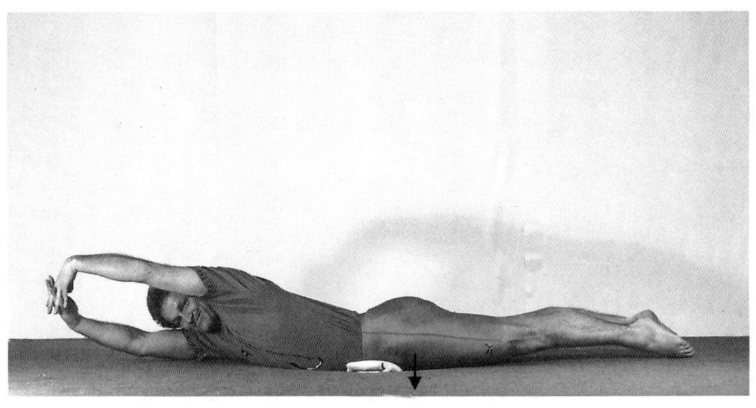

Hinweis   Den Kopf bei der Drehung zwischen den Armen
               lassen.

2. Übungskomplex

Nun werden die Beine bewegt.

Sie werden nur *etwas* vom Boden abgehoben, so daß das Becken am Boden liegen bleibt. Mit den Füßen wird ein Zug nach hinten ausgeübt. Zunächst ruhen Oberkörper und Kopf am Boden. Zur Erleichterung kann ein kleines Kissen unter die Stirn gelegt werden. Nach Beherrschung der Übung können zur Verstärkung der Oberkörper und der Kopf mit angehoben werden. Der Blick bleibt immer zum Boden gerichtet.

Ausgang	Bauchlage, Arme liegen neben dem Körper, Zehen sind aufgestellt.
Übung	Grundspannung aufbauen, Knie durchstrecken und die Fersen nach hinten herausschieben.
Hinweise	Zehen am Boden lassen. Po zusammendrücken.
Wirkung	Kräftigung der Gesäß- und Beinmuskulatur.
Variation	Mit den Zehen kleine Schritte nach rechts und links gehen.
Wirkungen	Kräftigung der Gesäß- und Beinmuskulatur. Mobilisation der Lendenwirbelsäule.
Ausgang	Bauchlage, Arme liegen neben dem Körper. Füße ausgestreckt.
Übung	Wechselseitig je eine Hüfte hochziehen, das andere Bein währenddessen lang aus der Hüfte herausziehen.
Wirkung	Mobilisation der Lendenwirbelsäule.

Ausgang	Bauchlage, Arme neben dem Körper, Füße ausgestreckt.
Übung ■	Grundspannung aufbauen. Ein Bein gestreckt anheben, Fersenschub.

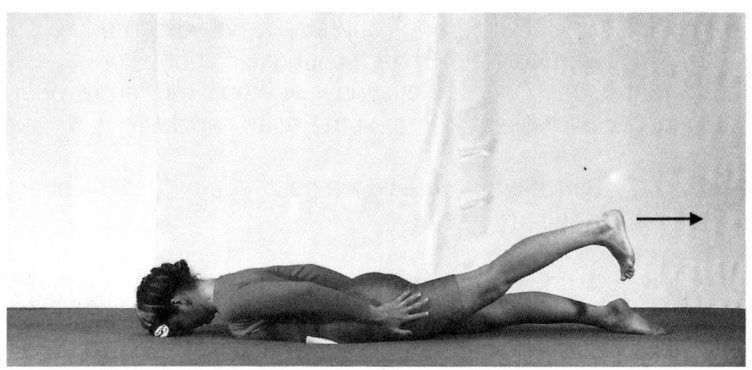

Hinweis	Hüfte bleibt am Boden.
Wirkung	Kräftigung der Gesäß- und rückwärtigen Bein-muskulatur.
Variationen	1 Den Fuß in der Luft beugen und strecken.
	2 Das Bein in der Luft langsam beugen und strecken.
Variationen für Geübte	1 Grundspannung aufbauen, beide Beine fest gegeneinander gedrückt etwas anheben, Fersenschub.
	2 Beide Beine dicht nebeneinander wechselseitig in der Luft langsam beugen und strecken.
Hinweise	Hüfte am Boden lassen. Gleichmäßig weiteratmen, keine Preßatmung.

84

Ausgang	Bauchlage, Arme neben dem Körper.
Übung ■ ●	Grundspannung aufbauen, ein Bein mit Fersen-schub gestreckt anheben. Das Bein nach außen und wieder heran führen.

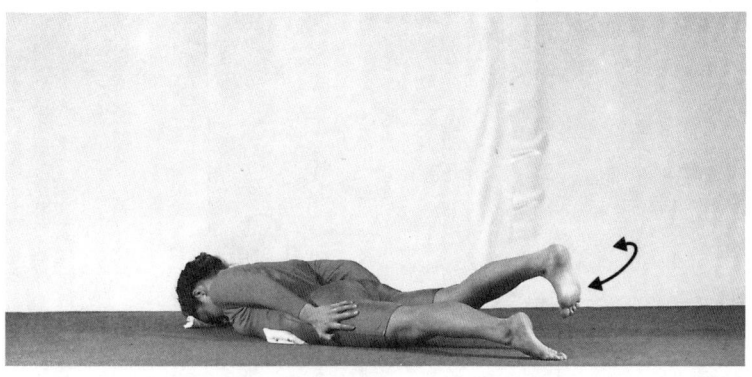

Hinweise	Langsame Bewegungsausführung. Hüfte bleibt am Boden.
Wirkungen	Kräftigung der Gesäß- und rückwärtigen Bein-muskulatur. Mobilisation des Hüftgelenks.
Variation	Das angehobene Bein tippt neben dem am Boden liegenden auf und wird dann nach außen geführt.
Variation für Geübte	Beide Beine gestreckt etwas anheben und in der Luft grätschen und wieder schließen, Fersenschub.
Hinweise	Langsame Bewegungsführung. Hüfte bleibt am Boden. Beim Schließen Beine fest gegeneinander drücken.
Variation für Geübte	Beide Beine gestreckt anheben, gemeinsam etwas nach rechts und links schwenken, Fersenschub.
Hinweis	Beine fest gegeneinanderdrücken.

Ausgang	Bauchlage, Arme neben dem Körper, Zehen aufgestellt.
Übung ■ ●	Grundspannung aufbauen, ein Bein gestreckt anheben, Fersenschub. Das Bein aus der Hüfte heraus langsam kreisen lassen, ein- und auswärts.

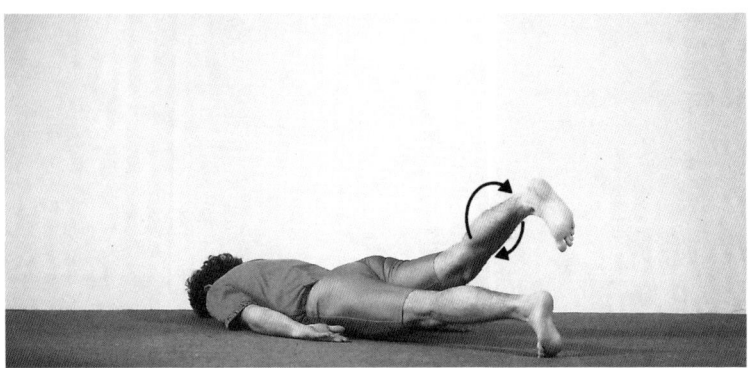

Hinweise	Hüfte am Boden lassen. Fersenschub beibehalten, Zehen zeigen nach unten.
Wirkungen	Kräftigung der Gesäß- und rückwärtigen Bein-muskulatur. Mobilisation des Hüftgelenks.
Variationen für Geübte	1 Beide Beine gestreckt anheben und gegengleich kreisen lassen.
	2 Beide Beine gestreckt anheben und gemeinsam in eine Richtung kreisen lassen.
Hinweise	Zur Erleichterung können die Füße ausgestreckt werden. Langsame Bewegungsausführung.

3. Übungskomplex

Das Ziel in diesem Übungskomplex beinhaltet eine gemeinsame, gleichzeitige Kräftigung der Rücken-Schulter-Muskulatur sowie der Gesäß- und rückwärtigen Beinmuskulatur. Er stellt somit eine Kombination der beiden vorangegangenen Übungskomplexe dar.

Die hier aufgeführten Übungen sind als Anregung für weitere Variationen gedacht, die sich jeder selbst zusammenstellen kann.

In den folgenden Übungen werden die Arme und Beine gemeinsam angehoben und führen zusammen die Bewegungen aus.

Eine Möglichkeit zur Erleichterung besteht darin, den Kopf während der Übungsausführung am Boden liegen zu lassen.

Nur für Geübte ohne Beschwerden empfiehlt es sich, Kopf und Schultern etwas vom Boden zu lösen, wobei der Blick zum Boden gerichtet bleibt.

In beiden Fällen allerdings ist darauf zu achten, daß die Arme und Beine nur etwas vom Boden abgehoben werden (nie bis zum Endausschlag). Wichtiger ist ein Zug der Arme nach vorne, während die Beine gleichzeitig einen Zug nach hinten ausüben, um die Streckung der Wirbelsäule zu unterstützen. Achten Sie ferner auf Ihre Atmung, die ruhig und gleichmäßig sein soll. Vermeiden Sie Preßatmung.

Haben Sie bereits Beschwerden, besonders im Lendenwirbelsäulenbereich, verzichten Sie auf diesen Übungskomplex, und suchen Sie sich für Sie besser geeignete Übungen aus den Vorschlägen heraus.

Ausgang	Bauchlage, rechter Arm in Hochhalte neben dem Kopf, linker Arm ausgestreckt neben dem Körper, Handfläche berührt den Oberschenkel.
Übung ■ ▲	Grundspannung aufbauen, dann gleichzeitig Schulter, Kopf und den rechten Arm sowie das linke Bein gestreckt anheben. Stellen Sie sich nun vor, es zieht Sie jemand an der Hand und am Fuß auseinander.

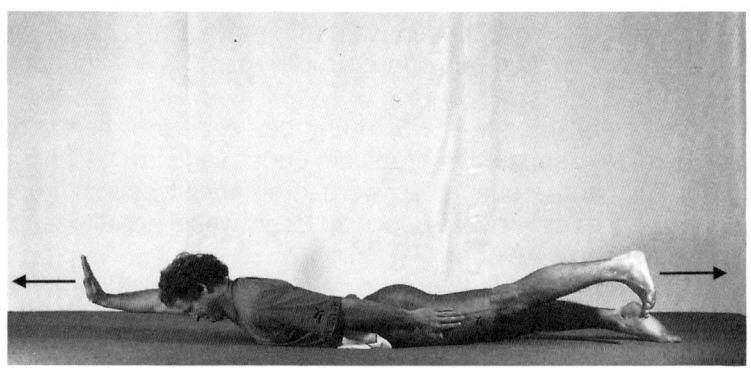

Hinweise	Die Übung kann zunächst so durchgeführt werden, daß Kopf und Schultern am Boden bleiben. Die ausgestreckte Hand ist aufgestellt. Ausgestreckter Fuß mit Fersenschub.
Wirkungen	Kräftigung der Rücken-, Schulter- und Gesäß-muskulatur. Streckung der Wirbelsäule.

Ausgang	Bauchlage, Arme gestreckt neben dem Kopf.
Übung	Grundspannung aufbauen. Gleichzeitig die Arme und Beine etwas anheben. Stellen Sie sich dann wieder vor, es zieht Sie jemand auseinander.

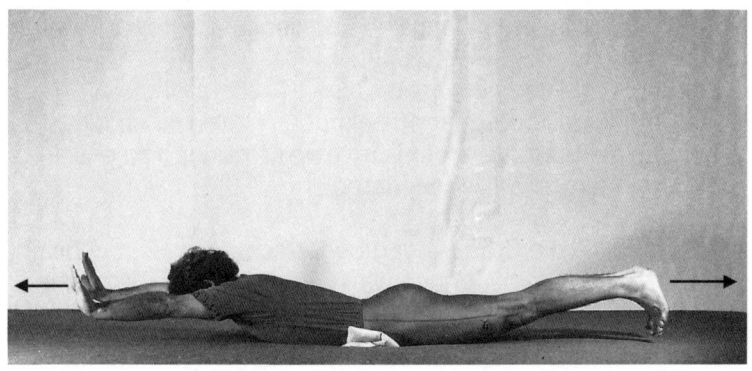

Hinweise	Arme in Verlängerung des Rumpfes halten. Hände und Füße können aufgestellt werden.
Wirkungen	Kräftigung der Rücken-, Schulter- und Gesäß- muskulatur. Streckung der Wirbelsäule.
Variationen	1 Gleichzeitiges Grätschen und Schließen von Armen und Beinen.
	2 Wechselseitiges Auf- und Abwärtsbewegen von Armen und Beinen.
	3 Führen Sie die gesamte Brustschwimm- bewegung durch, wobei der Blick zum Boden gerichtet bleibt.

Übungen in der Seitlage

In der Seitlage ruht der Kopf gerade auf dem unteren gebeugten oder gestreckten Arm (nicht das Kinn auf die Brust neigen).

Bei Bedarf kann ein Kissen unter den Kopf gelegt werden.

Die obere Hand stützt vor der Brust am Boden auf. Schulter dabei nicht nach vorn ziehen.

Die Hüfte steht senkrecht.

Von oben gesehen schaut der Körper aus wie ein gerader Strich (keine Bananenhaltung).

Alle Übungen werden langsam und genau ausgeführt wie die anderen auch.

Ruhig und gleichmäßig atmen (keine Preßatmung).

Die Übungsposition über 10 Sekunden halten (kann bis zu 20 Sekunden gesteigert werden), um eine Kräftigung zu erzielen.

Die Übungen ca. 3 – 5 × wiederholen.

Seitenwechsel beachten.

Zuerst sollte die Grundübung beherrscht werden, bevor mit weiteren Übungen begonnen wird.

Ziel ist die gleichzeitige Kräftigung der Bauch- und Gesäßmuskulatur zur Stabilisation der Wirbelsäule, Kräftigung der gesamten seitlichen Rumpfmuskulatur und Mobilisation des Hüftgelenks.

Wichtig: Bei Lendenwirbelsäulen-Beschwerden bzw. bei verstärkter Lendenlordose (Hohlkreuz) wird das untere Knie angezogen: Die Übungen werden dann aus dieser Ausgangsstellung heraus ausgeführt.

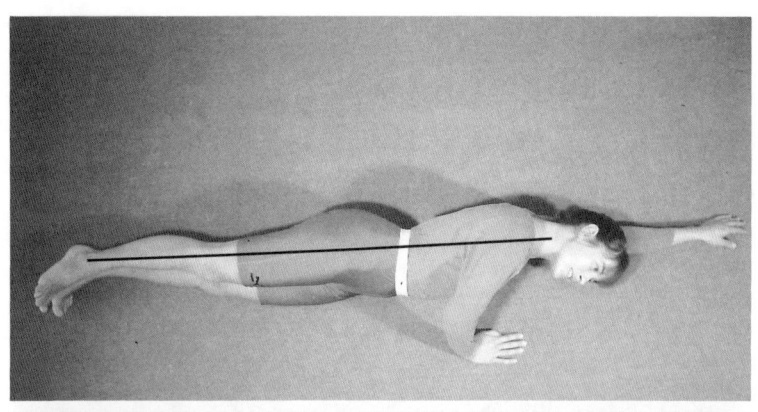

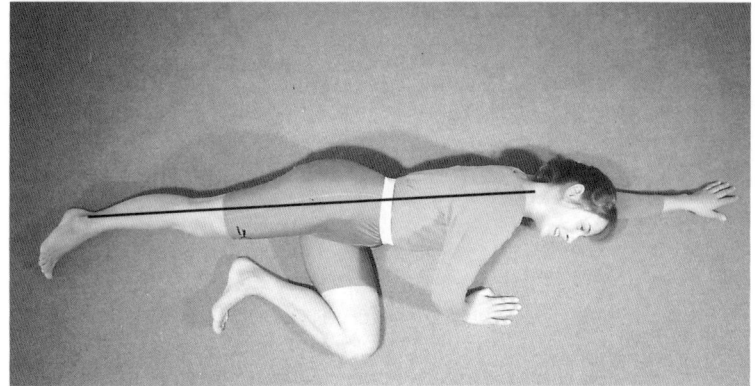

Grundübung

Ausgang   Seitlage.

Übung   Das obere Bein gestreckt anheben,
■   die Ferse herausschieben und das Bein halten.

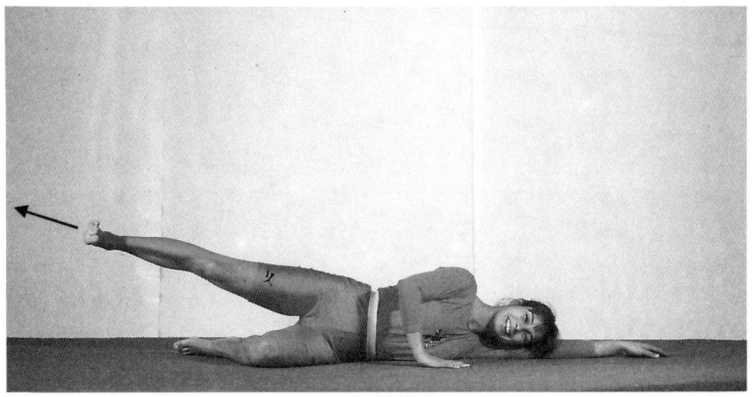

Hinweise   Die Hüfte bleibt senkrecht (nicht nach vorn oder
           hinten abkippen lassen).
           Das Bein direkt seitlich anheben, die Fußspitze
           zeigt weiter nach vorn.
           Durch Herausschieben der Ferse isometrische
           Spannung aufbauen.

Wirkung   Kräftigung der Gesäß- und schrägen Bauch-
           muskulatur, d. h. der hüftumspannenden und
           Lendenwirbelsäulen-stabilisierenden Muskulatur.

Übungskomplex

Ausgang	Seitlage.
Übung	Das obere Bein gestreckt anheben, dort halten und dabei den Fuß bewegen, d. h. Fuß beugen, strecken, ihn kreisen lassen.
Hinweis	Hüfte senkrecht lassen.
Ausgang	Seitlage.
Übung	Das obere Bein gestreckt anheben, Fersenschub. Das Bein beugen, Knie zum Bauch ziehen und wieder strecken.

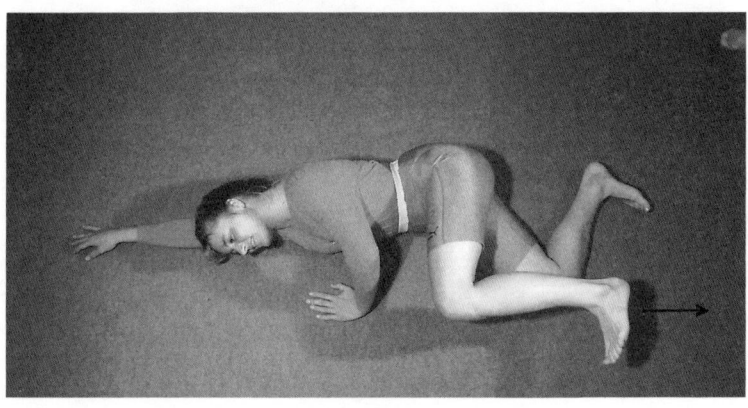

Hinweise	Langsame Bewegungsausführung. Oberkörper ruhig halten.
Wirkung	Kräftigung der Gesäß- und schrägen Bauch- muskulatur.

Variation	Mit dem oberen, angehobenen Bein Fahrrad fahren (vor- und rückwärts).
Hinweise	Langsame Bewegungsausführung. Das Bein nur so weit nach hinten führen, daß es nicht zur Hohlkreuzbildung kommt. Oberkörper ruhig halten.
Variation für Geübte	Das untere Bein mit anheben, mit beiden Beinen Fahrrad fahren.
Hinweis	Hüfte stabil lassen.

Ausgang	Seitlage.

Übung ■	Das obere Bein gestreckt anheben, Fersenschub. Das Bein langsam auf- und abwärts bewegen.

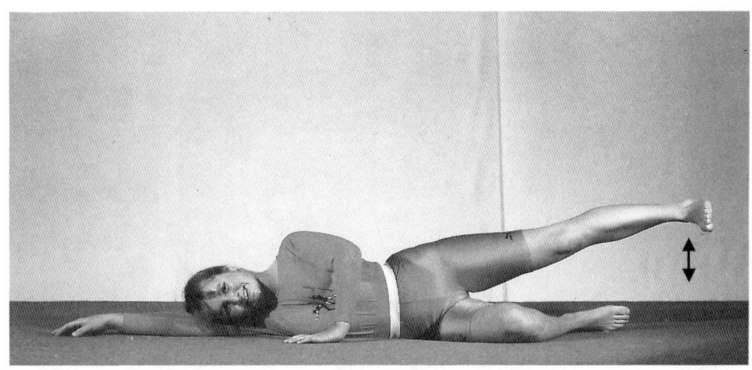

Hinweise	Das Bein nur so weit anheben, daß die Hüfte noch senkrecht stehen kann. Fußspitze zeigt nach vorn.

Wirkungen	Kräftigung der Gesäß- und schrägen Bauch-muskulatur. Mobilisation des Hüftgelenks.

Variationen	1 Das gestreckte Bein vorn und hinten mit dem Fuß auftippen. Zwischendurch anheben.
	2 Das angehobene Bein langsam vor und wieder zurück bewegen.
	3 Das gestreckte, angehobene Bein aus dem Hüft-gelenk leicht kreisen lassen (ein- und auswärts).

Hinweise	Langsame und kleine Bewegungsausführung. Fußspitze zeigt immer nach vorn. Oberkörper ruhig halten. Nicht das Becken vor- und zurückkippen lassen. Das Bein nur so weit bewegen, daß es nicht zur Hohlkreuzbildung kommt.

	Für Geübte
Ausgang	Seitlage.

Übung   Das obere Bein gestreckt anheben, Fersenschub.
■   Dann das untere angewinkelte Bein etwas dazu
         anheben.

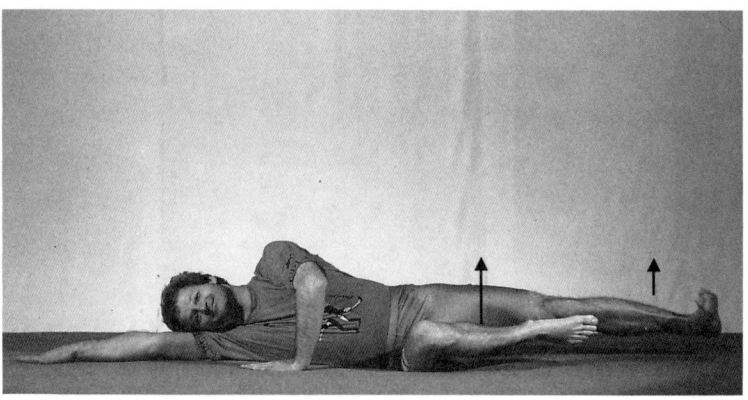

Hinweise   Nicht das Becken vor- oder zurückkippen.
            Oberkörper ruhig halten.

Wirkung   Verstärkte Kräftigung der schrägen Bauch- und
            der Gesäßmuskulatur.

Variation   Die Stützhand vom Boden lösen, sie gegen den
             unteren angewinkelten Oberschenkel drücken.
             Fingerspitzen zeigen zum Boden.
             Dabei Ellbogen leicht gebeugt halten.

■

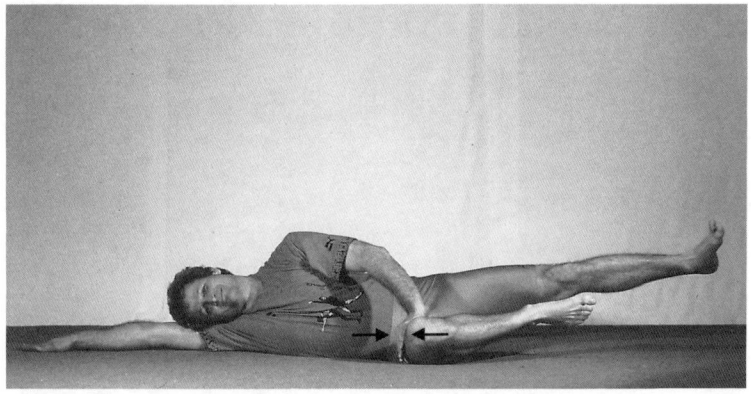

Hinweise   Durch Druck der Hand gegen den Oberschenkel
             isometrische Spannung aufbauen.
             Oberkörper und Becken stabil halten.

Wirkung   Gesamtkräftigung.

| Ausgang | Seitlage, der untere Arm ist lang über den Kopf hinaus ausgestreckt, der obere ruht locker auf dem ausgestreckten Oberschenkel. |
| | Das untere Bein ist angewinkelt, das obere lang ausgestreckt. |

| Übung | Den Kopf und den Oberkörper seitwärts anheben, |
| ■ | die obere Hand zieht in Richtung des oberen Knies. |

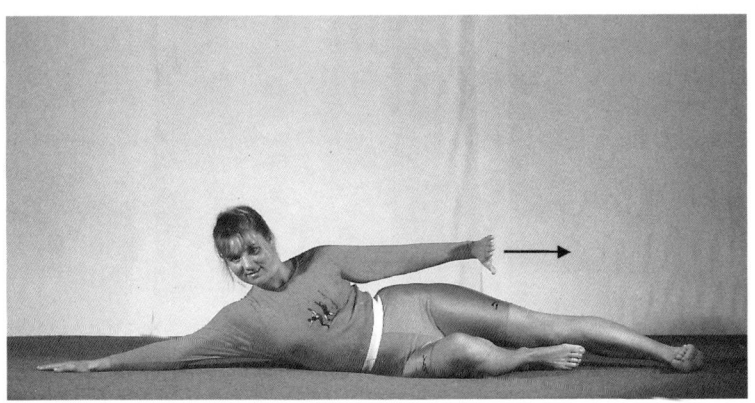

Hinweise	Der untere Arm übt nur eine leicht stützende Funktion aus.
	Den Kopf und Oberkörper direkt seitlich anheben (nicht nach vorn oder hinten ausweichen).
	Der Blick ist weiter nach vorn gerichtet.
	Hüfte bleibt senkrecht.

| Wirkungen | Kräftigung der seitlichen Rumpfmuskulatur. |
| | Mobilisation der Wirbelsäule. |

Variation   1 Zur Verstärkung wird das obere Bein gestreckt
                seitwärts angehoben.

Variation   2 Für Geübte
                Zur weiteren Verstärkung wird zusätzlich der
                untere Arm mit angehoben.

■

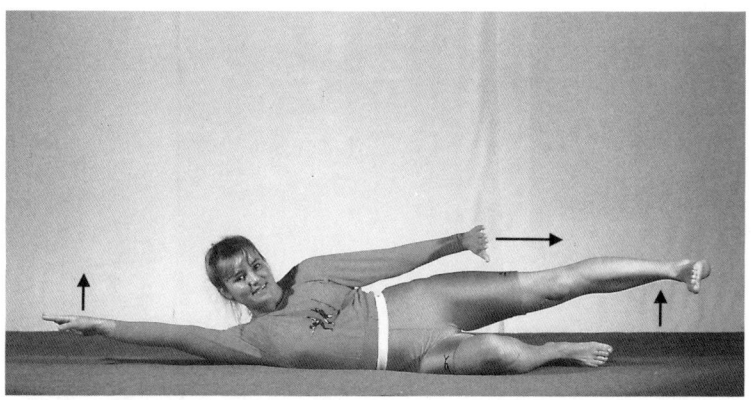

Für Geübte

Ausgang   Seitlage mit gestreckten Beinen.

Übung   Das obere Bein gestreckt etwas anheben und
            halten.
            Mit dem Fuß des unteren Beins gegen den oberen
            tippen und wieder ablegen.

■

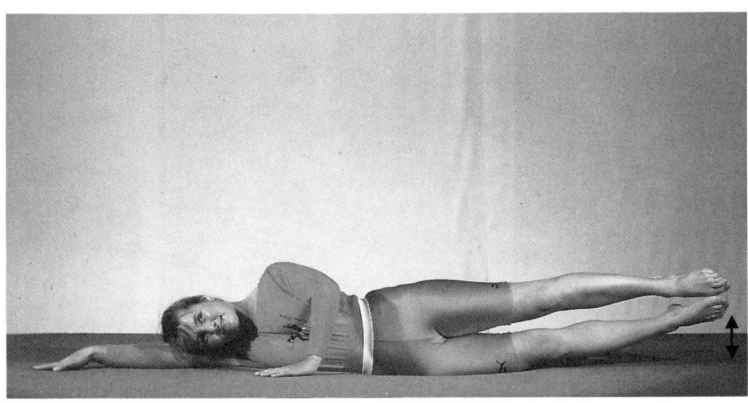

Hinweise   Becken und Oberkörper stabil lassen,
            nicht nach vorn oder hinten ausweichen.
            Das obere Bein nur etwas anheben,
            nicht bis zum Endausschlag.

Wirkungen   Kräftigung der Gesäß- und schrägen Bauch-
            muskulatur.
            Kräftigung der Oberschenkelmuskulatur.

Variationen 1 Das untere Bein einmal vor und dann hinter dem oberen Bein anheben.

2 Zuerst das obere Bein gestreckt anheben, das untere mit hinzunehmen und beide Beine in der Luft gegeneinander drücken.

■ 3 Zur Verstärkung werden beide Beine *gleichzeitig* gestreckt angehoben mit *Fersenschub*.

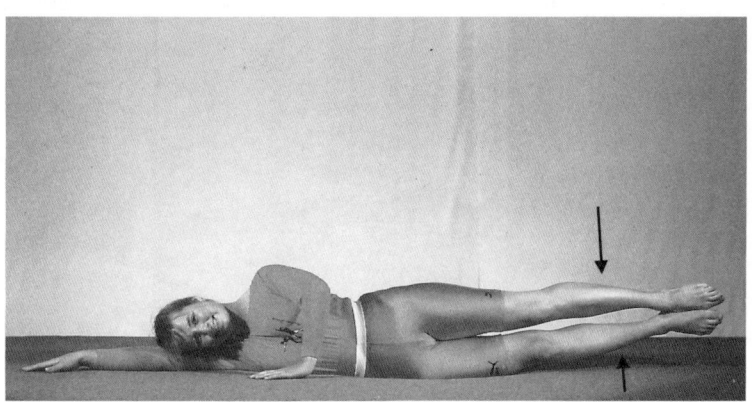

Für Geübte

Ausgang   Seitlage mit gestreckten Beinen. Der untere Arm
           liegt lang am Boden, der obere ruht auf der Hüfte.

Übung   Die Beine gleichzeitig etwas seitwärts anheben,
           anschließend den Kopf und Oberkörper, wobei die
■   obere Hand in Richtung des oberen Knies zieht.

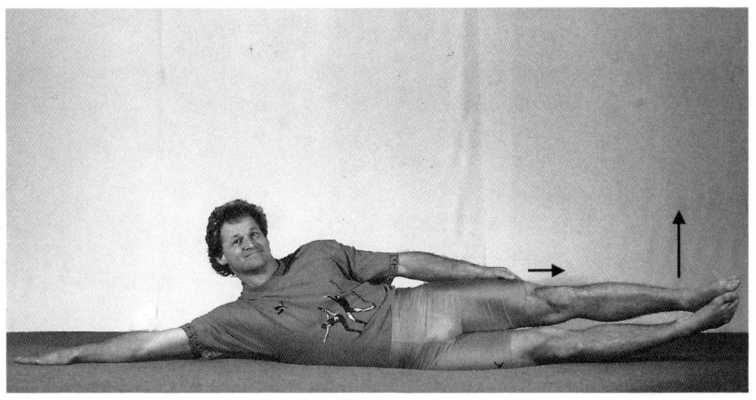

Hinweise   Nicht den Kopf verdrehen.
           Oberkörper und Becken stabil lassen, nicht nach
           vorn oder hinten ausweichen.
           Die untere Hand hat nur leichte Stützfunktion.

Wirkungen Kräftigung der gesamten seitlichen Rumpf-
           muskulatur.
           Kräftigung der Becken- und Lendenwirbelsäulen-
           stabilisierenden Muskulatur.

Variation Zur Verstärkung wird der untere Arm mit
           angehoben (schwierig).

Übungen im Vierfüßlerstand

Da die Wirbelsäule im Vierfüßlerstand nahezu unbelastet ist, eignet sich dieser Übungskomplex sehr gut zur Mobilisation. Mobilisation heißt ›Wiederbeweglichmachung‹, d. h. die Wirbelsäule in ihren Abschnitten der Hals-, Brust- und Lendenregion durch gezielte Übungen beweglich machen, aber auch, sie beweglich erhalten.

Die Bedeutung der Beweglichkeit wird häufig erst dann erkannt, wenn sich Bewegungseinschränkungen (z. B. beim Ankleiden) oder sogar Schmerzen (z. B. Kopfdrehen beim Einparken des Autos) bemerkbar machen.

Weiterhin führen diese Übungen zur Kräftigung und Dehnung der Rumpfmuskulatur.

Damit Sie die Übungen korrekt ausführen, sollten Sie sich zunächst einen Partner zu Hilfe nehmen, der Sie bei der Durchführung kontrolliert, bis Ihr Körpergefühl für die richtige Wirbelsäulenstellung vorhanden ist.

Bitte beachten Sie bei der Ausführung der nun folgenden Übungen:

Führen Sie sämtliche Übungen langsam und völlig konzentriert durch.

›Erspüren‹ Sie die Bewegungen, die sich in Ihrer Wirbelsäule abspielen.

Jede Übung sollte bis zu 3× (später bis zu 5×) wiederholt werden.

Achten Sie bei den Übungen, die mit einer Arm- und Beinbewegung verbunden sind, auf einen Seitenwechsel.

Atmen Sie ruhig und gleichmäßig, keine Preßatmung.

Zur Entspannung kann zwischen den Übungen die ›Päckchenlage‹ eingenommen werden; d. h. Gesäß auf die Fersen absetzen.

Alle Übungen beginnen aus dem Vierfüßlerstand (auch Bankstellung genannt).

Um Fehler von vornherein auszuschalten, sollte diese Ausgangsstellung absolut richtig eingenommen werden:

Arme und Oberschenkel stehen senkrecht. Die Unterschenkel und Fußrücken liegen auf der Unterlage. Die Beine sind leicht geöffnet.

Die Finger zeigen nach vorn, die Ellbogen nach außen.

Der Rücken schaut von der Seite gerade aus (wie eine Bank). Dazu werden Bauch- und Gesäßmuskeln *leicht* gespannt, der Oberkörper *etwas* aus den Schultern gehoben, der Nacken herausgezogen. Der Kopf wird in Verlängerung des Rumpfes, parallel zum Boden gehalten.

Bereitet das Auflegen der Fußrücken Schmerzen, kann ein kleines Kissen untergelegt werden.

Wer Probleme mit den Handgelenken hat, kann die meisten Übungen auch mit aufgelegten Unterarmen durchführen.

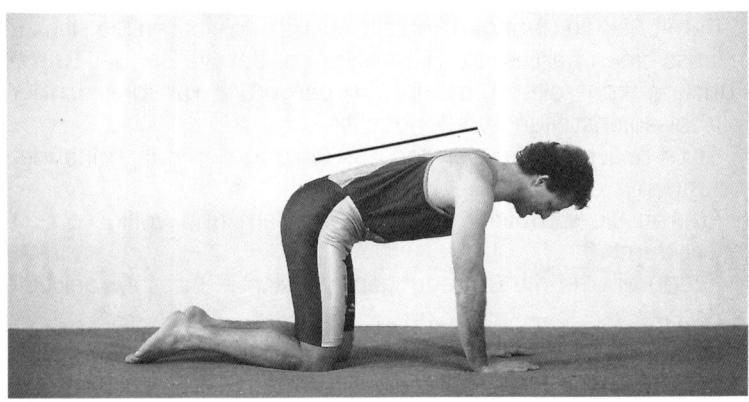

Bevor wir mit dem eigentlichen Übungsteil beginnen, sollen Sie zunächst einige Übungen kennenlernen, die Ihr Körpergefühl sensibilisieren.

Sie werden spüren, wie die Wirbelsäule in ihren einzelnen Abschnitten bewegt werden kann.

Richten Sie Ihre Konzentration auf diese Regionen, und Sie fühlen die entlastende Wirkung auf Ihre Wirbelsäule. Nehmen Sie sich nun 5 Minuten Zeit und Ruhe, und probieren Sie zunächst selbst aus, welche Bewegungen im Bereich Ihrer Lendenwirbelsäule möglich sind.

Nehmen Sie die Vierfüßlerstellung ein.

Schalten Sie Ihren Schulterbereich aus, und konzentrieren Sie sich nur auf die Lendenwirbelsäule und das Becken.

Versuchen Sie, nur diesen Bereich langsam und kontrolliert zu bewegen. Spielen Sie damit.

Welche Bewegungsrichtungen gibt es?

Schließen Sie die Augen, um die Bewegungen besser fühlen zu können.

Haben Sie gespürt, wie Sie Ihre Wirbelsäule in diesem Abschnitt mobil machen können?

Sie haben sicher festgestellt, daß nur kleine Bewegungen möglich sind, wenn der Brust- und Schulterbereich ruhig gehalten werden.

Nehmen Sie sich nun noch einmal 5 Minuten Zeit und Ruhe, um im Vierfüßlerstand auch den oberen Abschnitt Ihrer Wirbelsäule, die Brust- und Halswirbelsäule, zu fühlen.

Denken Sie jetzt daran, Ihre Lenden-Becken-Region ruhig zu halten, so daß Ihre Konzentration nur auf dem oberen Rumpfbereich liegt. Nur dort werden Ihre kontrollierten Bewegungen sichtbar.

Bitte achten Sie auch hier auf eine langsame Bewegungsausführung, bei der Sie auch den Kopf einschließen.

Zur Kontrolle und zur Korrektur vergleichen Sie die im folgenden beschriebenen Übungen jeweils mit Ihren eigenen Bewegungsausführungen:

Mobilisation der Lendenwirbelsäule

Übung   Ziehen Sie abwechselnd die Hüfte in Richtung der
           jeweiligen Schulter hoch.

Hinweise   Langsame und kontrollierte Bewegungs-
           ausführung. Den oberen Rumpfbereich
           ruhig halten, die Bewegung findet nur im
           Lenden-Becken-Bereich statt.

Übung   Spannen Sie die Bauch- und Gesäßmuskulatur fest
●   an, so daß Ihr Po langsam ganz rund wird.

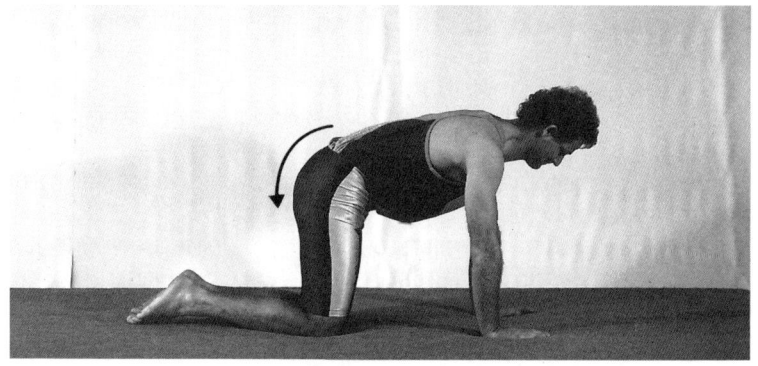

Hinweise   Beim Po-Einziehen stellen Sie sich vor, Sie würden
           ein 5-DM-Stück festhalten.
           Beim Zurückkehren in die Ausgangsstellung nicht
           ins Hohlkreuz kommen.

Übung   Versuchen Sie, mit Ihrem Becken kleine Kreise zu
           beschreiben. Vor-, rückwärts und seitwärts.

Hinweise   Oberen Rumpfbereich ruhig halten. Die kleinen
           Bewegungen sind nur im Lenden-Beckenbereich
           sichtbar. Hohlkreuzstellung vermeiden.

Mobilisation der Brust- und Halswirbelsäule

Übung
Ziehen Sie Ihr Kinn zur Brust, und drücken Sie Ihren Schulterbereich langsam nach oben.

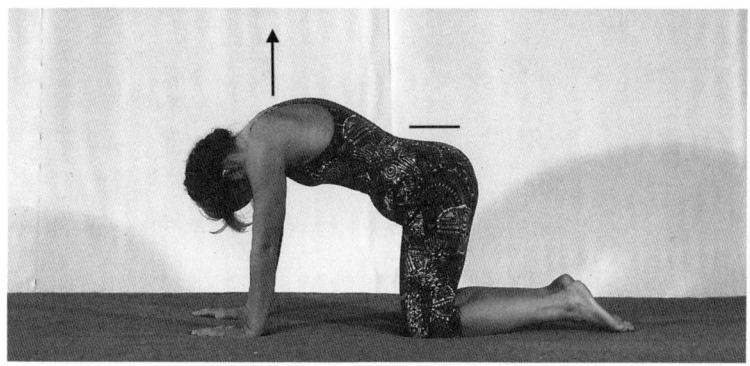

Hinweise
Lendenwirbelsäule und Becken werden nicht mitbewegt.
Haben Sie die Vorstellung, die Hände und Arme fest in den Boden drücken zu wollen.

Übung   Neigen Sie Ihren Kopf und die Brustwirbelsäule
           abwechselnd und langsam einmal nach links,
           einmal nach rechts.

●

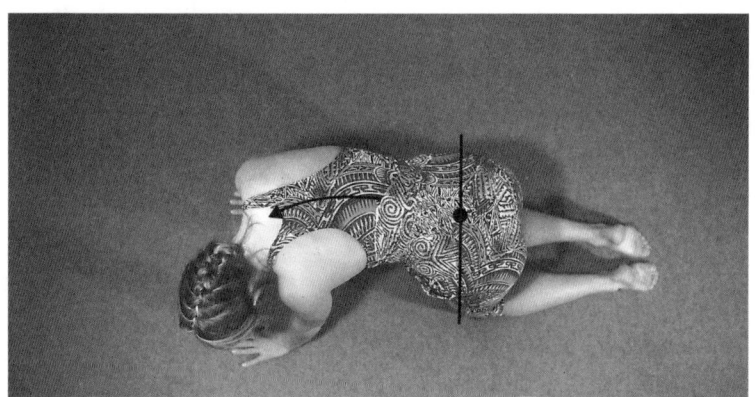

Hinweise   Die Stirn bleibt parallel zum Boden.
           Halten Sie Ihr Becken ruhig und waagerecht.

Übung   Beschreiben Sie mit Ihrem Brustkorb und dem
           Kopf kleine Kreise vor-, rückwärts und seitwärts.

Hinweise   Beim Vor- und Rückwärtskreisen führt der Kopf
           die Bewegungen an, den Kopf nicht in den Nacken
           nehmen.
           Die Bewegung erfolgt nur im oberen Rumpf-
           bereich.

Katzenbuckel

Ausgang   Vierfüßlerstand.

Übung   Bauch- und Gesäßmuskulatur anspannen, Kinn
● zur Brust neigen und die Wirbelsäule langsam zum
Katzenbuckel hochdrücken.

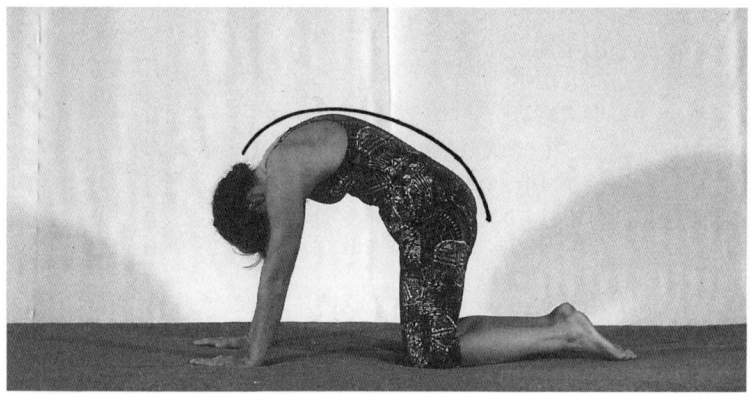

Hinweise   Po fest zusammendrücken (Vorstellung, ein
5-DM-Stück festhalten zu wollen) und den Oberkörper weit aus den Schultern herausdrücken.

Wirkung   Mobilisation der gesamten Wirbelsäule.

Durch Veränderung der Armstellung kann man
gezielt auf die verschiedenen Wirbelsäulen-
abschnitte einwirken.

Variation 1   Katzenbuckel mit schräg nach vorn gesetzten
●   Händen.

Wirkung   Vorwiegende Mobilisation der Brustwirbelsäule.

Variation 2   Katzenbuckel mit zurückgesetzten Armen,
●   Knie und Fäuste berühren sich.

Wirkung   Vorwiegende Mobilisation der Hals- und Brust-
               wirbelsäule.

Variation 3   Katzenbuckel mit angewinkelten Armen, Hände
●   flach aufgelegt.

Wirkung   Vorwiegende Mobilisation der Lendenwirbelsäule.

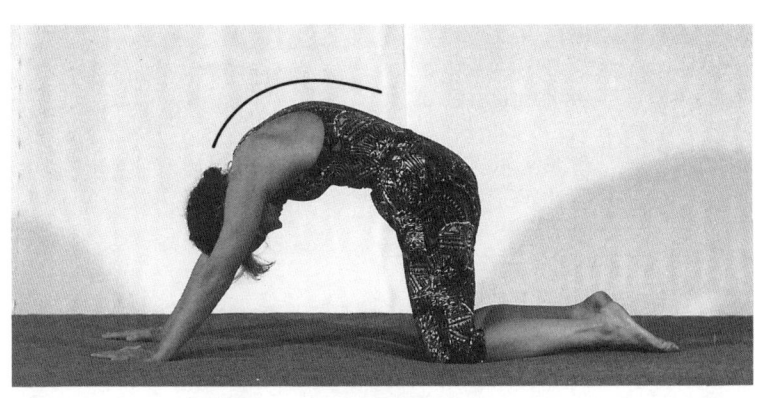

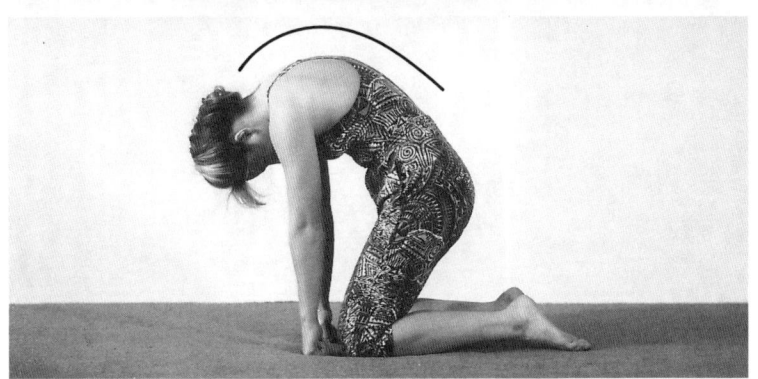

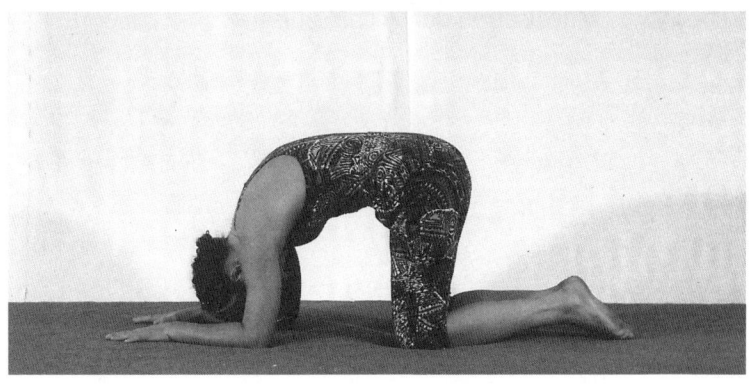

111

Großer Bogen

Ausgang   Vierfüßlerstand.

Übung   Ziehen Sie Ihre linke Hüfte in Richtung der linken
Schulter, und neigen Sie gleichzeitig den Kopf zur
linken Seite.

●

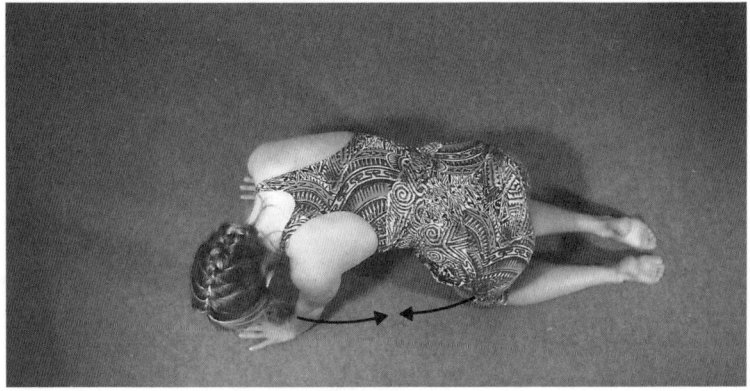

Hinweise   Die Stirn bleibt parallel zum Boden.

Wirkung   Mobilisation der Wirbelsäule.

Erweiterter großer Bogen

Ausgang   Vierfüßlerstand, das rechte Bein wird ausgestreckt
           und mit dem Fußrücken über dem linken Unter-
           schenkel aufgesetzt.

Übung   Der Kopf und der Oberkörper werden nun nach
● ▲   links geneigt.

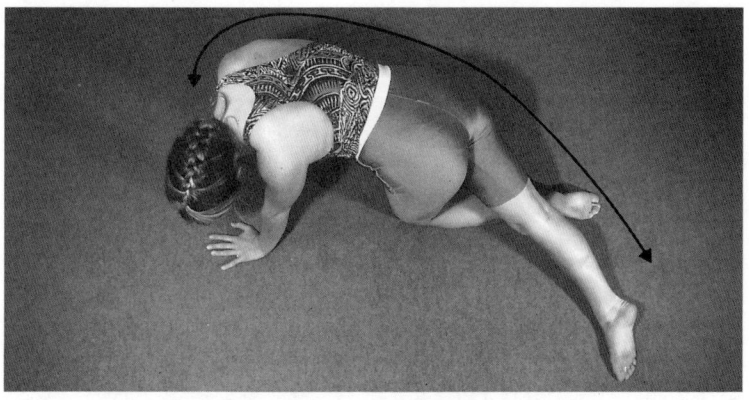

Wirkung   Mobilisation der Wirbelsäule.
           Dehnung der seitlichen Rumpfmuskulatur.

Verstärkung des
›Erweiterten großen Bogens‹

Ausgang   Wie in Übung ›Erweiterter großer Bogen‹.

Übung   Gleichzeitig mit dem rechten Bein wird der rechte
          Arm in Verlängerung des Rumpfes lang
          ausgestreckt und in einem Bogen nach links über
          den Kopf geführt, dieser ist seitwärts nach links
          geneigt, linker Arm bleibt senkrecht aufgestellt,
● ▲   Hand ist unter dem Kopf.

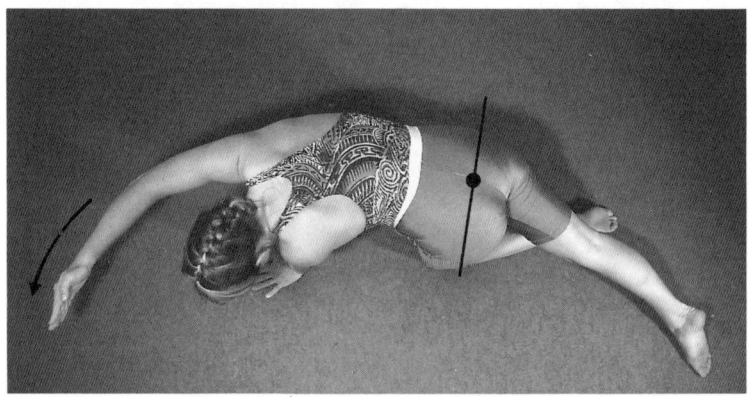

Hinweise Den rechten Arm möglichst bis in Kopfhöhe
          anheben.
          Schultergürtel waagerecht halten.
          Der Körper beschreibt von der rechten Fußspitze
          bis zu den rechten Fingerspitzen einen großen
          Bogen (ähnlich einem Flitzbogen).

Wirkungen Mobilisation der Wirbelsäule.
          Verstärkte Dehnung der seitlichen Rumpf-
          muskulatur.

114

Ausgang   Variation
            Wie in Übung ›Erweiterter großer Bogen‹.

Übung   Der rechte Arm wird gerade auf dem Boden nach
            vorn geführt, während der linke Arm angewinkelt
            in Schulterhöhe auf der Handfläche ruht,
            der Oberkörper sinkt so nach rechts ab.

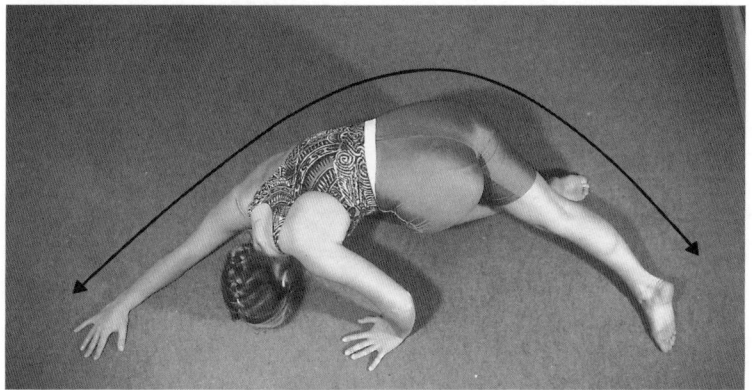

Hinweise   Bei der Seitwärtsneigung den Kopf mit ein-
            beziehen, die Stirn bleibt parallel zum Boden.
            Den rechten Arm gestreckt lassen, nicht den
            Unterarm auflegen.
            Durch leichtes Aufdrehen der Hüfte kann die
            Dehnung verstärkt werden.

Wirkungen   Mobilisation der Wirbelsäule.
            Verstärkte Dehnung der seitlichen Rumpf-
            muskulatur sowie der Brustmuskulatur.

Ausgang	Vierfüßlerstand.

Übung   Stemmen Sie Ihre Hände und den Fußrücken fest in den Boden. Der ganze Körper sollte somit in Spannung sein. Stellen Sie sich nun vor, Ihr Gesäß und der Kopf werden auseinandergezogen. Während sich nun Ihre Wirbelsäule streckt, werden

■   die Knie etwas von der Unterlage abgehoben.

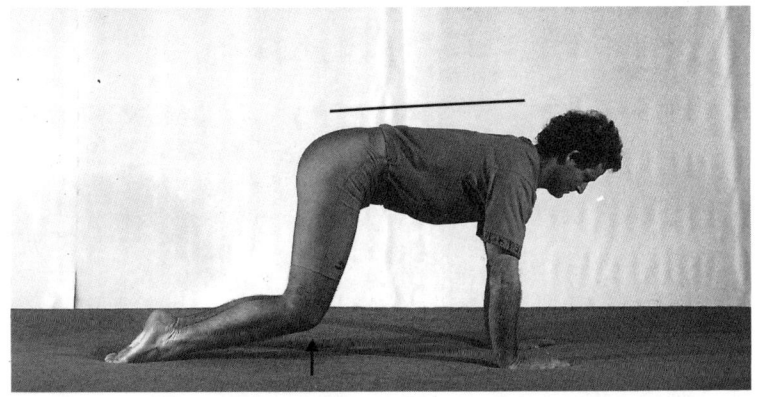

Hinweise   Kopf bleibt parallel zum Boden, der Nacken wird lang herausgezogen.
Bauch- und Gesäßmuskulatur anspannen, um nicht ins Hohlkreuz zu kommen.

Wirkung   Gesamtkräftigung.

Ausgang	Vierfüßlerstand.
Übung	Ein Bein wird vom Boden gelöst und langsam in Verlängerung des Rumpfes nach hinten ausgestreckt, Fersenschub. Diese Position ca. 7 – 10 Sekunden halten.

■

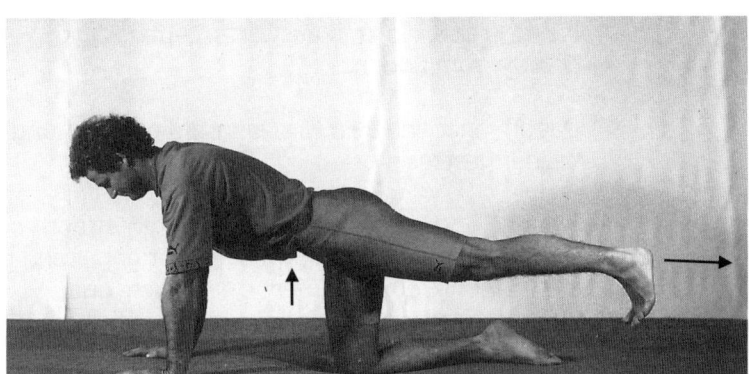

Hinweise	Die entsprechende Hüfte nicht aufklappen. Das Bein maximal bis zur Waagerechten heben. Nicht ins Hohlkreuz kommen, d. h. Bauch- und Gesäßmuskulatur anspannen.
Wirkungen	Kräftigung der unteren Rückenmuskulatur. Kräftigung der Gesäß- und rückwärtigen Oberschenkelmuskulatur.

Variationen 1 Das ausgestreckte Bein wird langsam etwas
auf- und abwärts bewegt, nicht über die Waage-
rechte hinaus.

2 Das ausgestreckte Bein wird langsam etwas zur
Seite und wieder an den Körper herangeführt,
Fersenschub beibehalten.

3 Das ausgestreckte Bein beschreibt langsam
kleine Kreise, ein- und auswärts, Zehen zeigen
ständig zum Boden.

4 Das angehobene Bein wird langsam gebeugt und
wieder gestreckt.

Hinweise   Langsame und kontrollierte Bewegungsführung.
Das Becken wird ruhig und waagerecht gehalten.
Nicht ins Hohlkreuz kommen, d. h. Bauch- und
Gesäßmuskulatur anspannen.
Die gesamte Übung kann auch aus der Ausgangs-
stellung ›Vierfüßlerstand mit aufgelegten Unter-
armen‹ s. u. durchgeführt werden.

Ausgang   Vierfüßlerstand.

Übung   Zunächst die Nasenspitze und das rechte ange-
           hobene Knie möglichst dicht unter dem gebeugten
           Oberkörper zusammenführen, Arme dabei gestreckt
           lassen. Dann Oberkörper aufrichten und das rechte
           Bein in Verlängerung des Rumpfes (max. bis zur
■ ●   Waagerechten) mit Fersenschub ausstrecken.

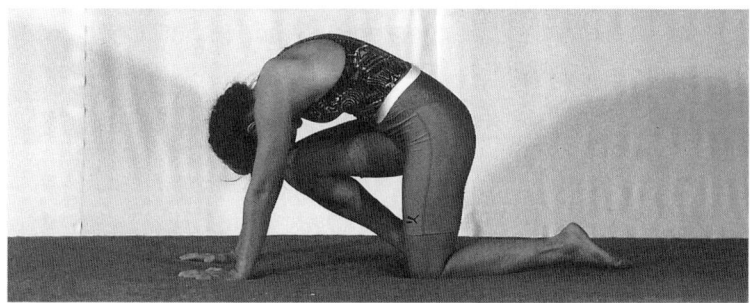

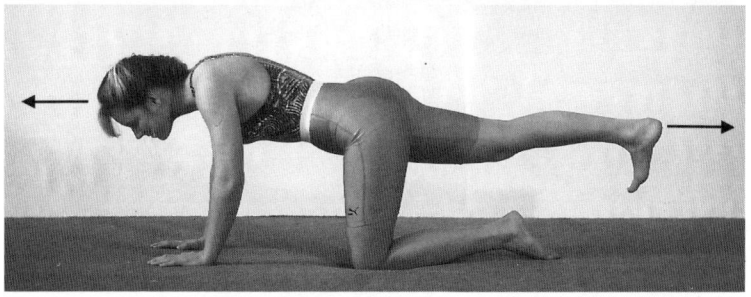

Hinweise   Langsame, kontrollierte Bewegungsausführung.
           Beide Positionen etwa 7 – 10 Sekunden halten.
           Bei der Streckung Schultern, Becken und Kopf
           wieder parallel zum Boden ausrichten, nicht ins
           Hohlkreuz kommen.

Wirkungen Mobilisation der Wirbelsäule.
           Kräftigung der Rücken- und Gesäßmuskulatur.

Ausgang   Vierfüßlerstand.

Übung   Zunächst den linken Ellbogen und das rechte
           angehobene Knie unter dem gebeugten Ober-
           körper zusammenführen, Kinn zur Brust, rechten
           Arm gestreckt lassen.
           Anschließend den Oberkörper wieder aufrichten
           und den linken Arm und das rechte Bein in
           Verlängerung des Rumpfes (max. bis zur Waage-
           rechten) ausstrecken, Fuß- und Handfläche
           aufstellen.
           Stellen Sie sich vor, es würde Sie jemand an der
● ■   Hand und am Fuß auseinanderziehen.

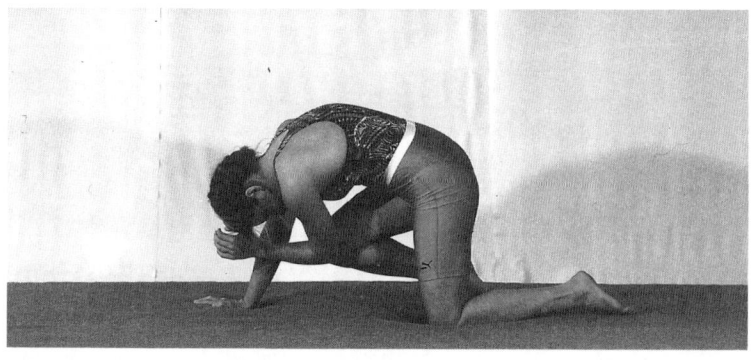

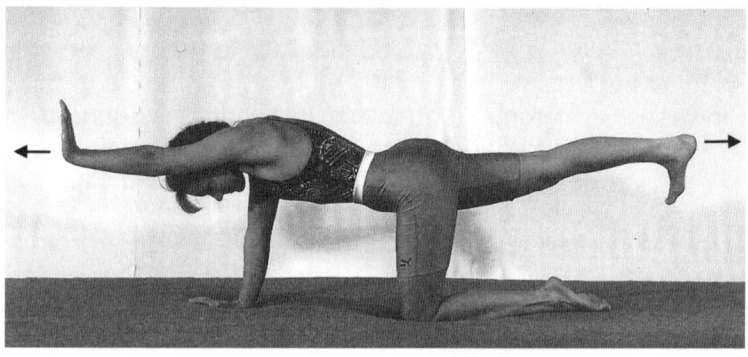

120

Hinweise   Beide Positionen ca. 7 – 10 Sekunden halten.
Langsame und kontrollierte Bewegungsausführung, damit Sie nicht das Gleichgewicht
verlieren.
Bei der Streckung darauf achten, daß Schultergürtel, Kopf und Becken parallel zum Boden
gehalten werden, nicht ins Hohlkreuz kommen.

Wirkungen Mobilisation und Streckung der Wirbelsäule.
Kräftigung der Rücken-, Schulter- und Gesäßmuskulatur.

Variation   Beim Zusammenführen können Sie das rechte Knie
mit der linken Hand umfassen und somit aktiv in
Richtung Nasenspitze bringen.

Einfacher Liegestütz

Ausgang   Vierfüßlerstand. Die Hände etwa 10 – 15 cm vom Körper weg nach außen setzen.

Übung   Die Arme langsam beugen, Ellbogen zeigen nach außen. Den Oberkörper dabei langsam absinken

■ ▲   lassen.

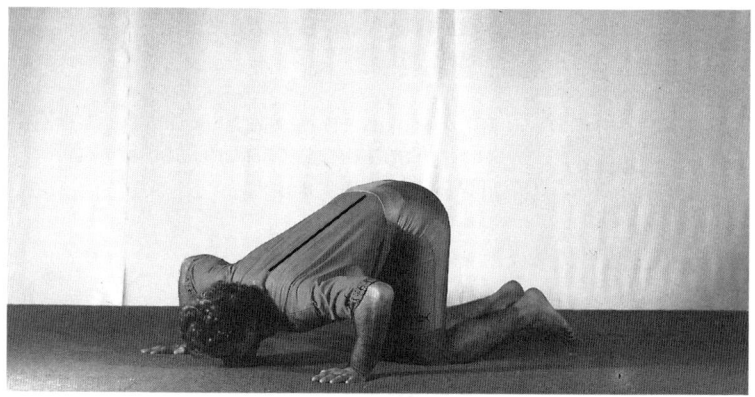

Hinweise   Bauch- und Gesäßmuskulatur fest anspannen. Nicht ins Hohlkreuz kommen. Beim Hochdrücken beide Arme gleichmäßig belasten. Kopf bleibt in Verlängerung der Wirbelsäule. Atmung beachten: Einatmen, Oberkörper absinken lassen, ausatmen und wieder aufrichten.

Wirkungen   Kräftigung der Arm- und Schultermuskulatur. Dehnung der Brustmuskulatur.

Variation	Ist die Liegestützstellung eingenommen, wird eine Hand vom Boden gelöst, der Ellbogen angehoben und einige Sekunden gehalten.
Hinweis	Schulterblatt des angehobenen Armes an die Wirbelsäule ziehen.
Wirkungen	Verstärkte Kräftigung der Schulterblattmuskulatur. Verstärkte Dehnung der Brustmuskulatur.

Ausgang   Vierfüßlerstand.
           Den Kopf und eine Schulter locker hängen lassen,
           nur mit dem anderen Arm aufstützen.

Übung   Beschreiben Sie Kreise mit der Schulter des
           gelockerten, entspannt unter dem Körper
●   hängenden Armes, vor- und rückwärts.

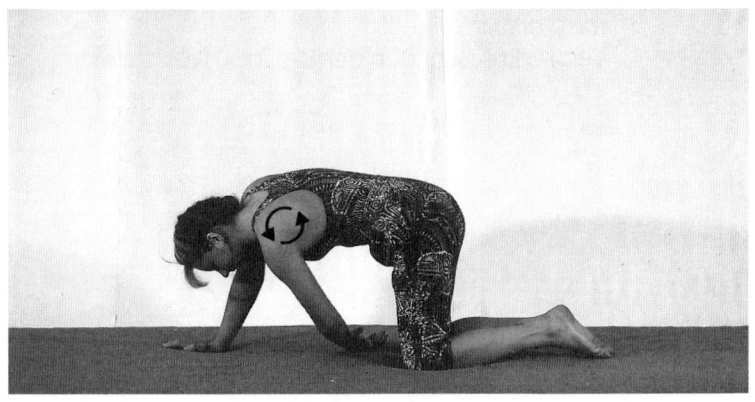

Wirkungen Mobilisation des Schultergelenks.
           Lockerung der Hals- und Schulterblattmuskulatur.

Variation Ziehen Sie zunächst das Schulterblatt fest an
           die Wirbelsäule. Lassen Sie anschließend den Arm
           locker fallen.

Staubsauger

Ausgang   Vierfüßlerstand.

Übung   Zunächst den Rücken rund werden lassen,
das Kinn zur Brust neigen und sich weit
in Richtung der Fersen zurücksetzen.
Dann die Ellbogen beugen, so daß sie
nach außen zeigen.
Den Kopf dicht am Boden entlang nach vorn führen,
wobei sich der Rücken streckt,
und nach oben kommen.
Wenn der Schultergürtel wieder in Höhe
der Hände ist, wird der Kopf wieder eingerollt.
Die Arme drücken den nun wieder rund
werdenden Oberkörper nach oben,
und die Übung kann von vorn beginnen.

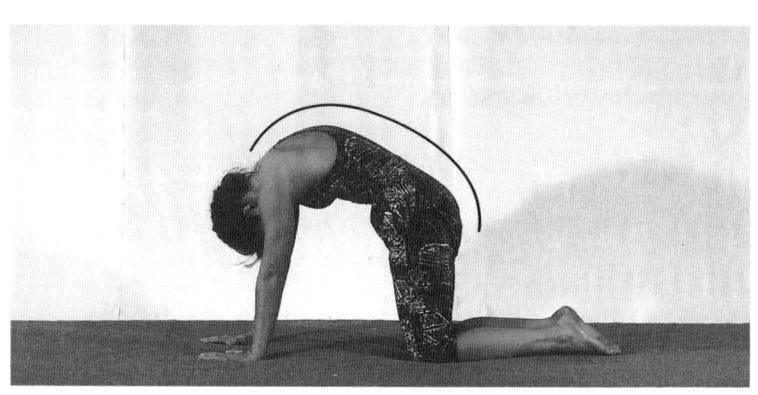

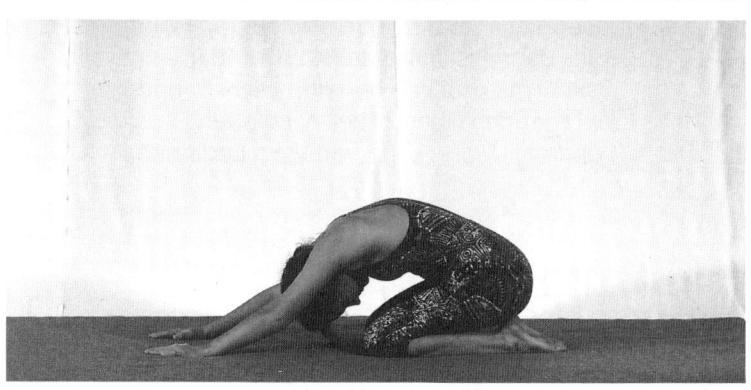

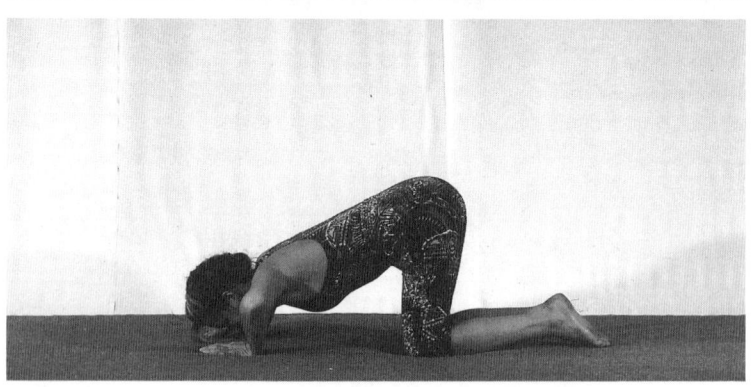

Hinweise	Sich nur so weit nach vorn schieben, daß Sie nicht ins Hohlkreuz kommen.
	Beim Hochdrücken und Rundwerden des Oberkörpers beide Arme gleichmäßig belasten, nicht zu einer Seite ausweichen.
	Langsame Bewegungsausführung.
	Die gesamte Wirbelsäule wird bei dieser Übung kreisförmig bewegt.
Wirkungen	Mobilisation der gesamten Wirbelsäule.
	Streckung der Wirbelsäule.
Variation	Strecken Sie die Arme nach vorn, und führen Sie den Kopf dicht am Boden entlang kreisförmig auf und ab.

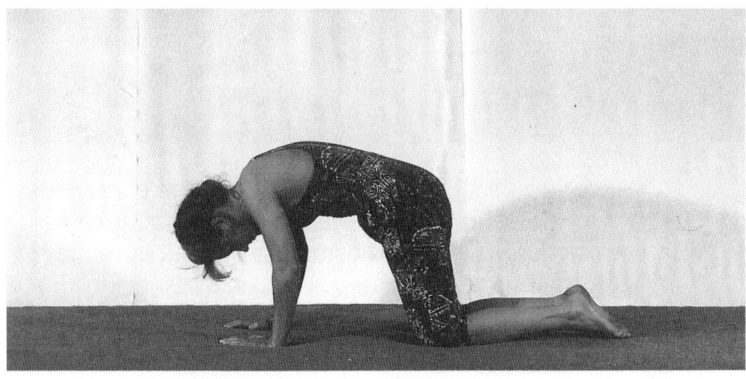

Die nun folgenden Übungen werden aus der Rutschhalte durchgeführt. Diese Position ermöglicht eine gute Streckung der Wirbelsäule, besonders im Brustbereich, der dadurch entlastet wird. Da der Brustkorb frei hängen kann, die Brustmuskulatur gedehnt wird, eignen sich diese Übungen besonders für diejenigen, die eine Neigung zum Rundrücken haben. Er ist sichtbar durch nach vorn verlagerte Schultern, bei abstehenden Schulterblättern, sogenannte Flügelschultern.

127

Einnehmen der Rutschhalte

Ausgang   Vierfüßlerstand.

Übung   Die Hände rutschen bei schulterbreit aus-
            gestreckten Armen so weit am Boden nach vorn,
▲   bis der Brustkorb ihn fast berührt.

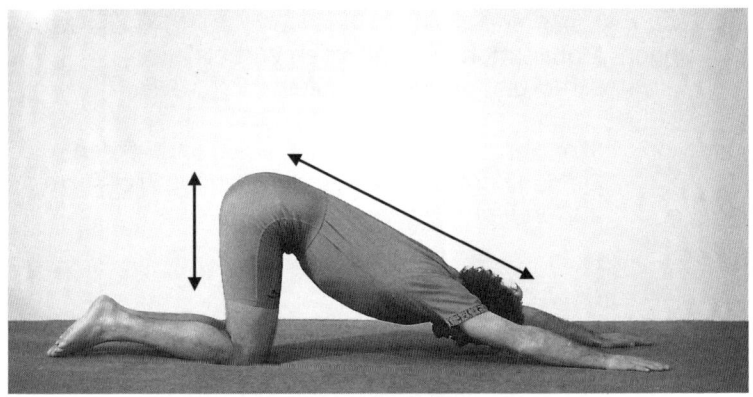

            Die Oberschenkel stehen nahezu senkrecht, Unter-
            schenkel und Füße behalten festen Bodenkontakt.
            Nachdem Sie diese Position ca. 10 Sekunden
            gehalten haben, lassen Sie Ihren Rücken rund
            werden durch Spannung in Bauch und Gesäß und
            kehren langsam in die Ausgangsstellung zurück.

Hinweise   Ellbogen *nicht* ablegen.
            Nicht ins Hohlkreuz kommen.
            Kopf streckt sich in Verlängerung der Wirbelsäule.
            Ein Kissen unter den Unterschenkeln oder Knien ist
            angenehm.

Wirkungen   Streckung der Wirbelsäule besonders im Brust-
            wirbelbereich. Dehnung der Brustmuskulatur.

128

Ausgang   Rutschhalte.

Übung   Schieben Sie aus dieser Position jeweils einen Arm
             noch weiter nach vorn.

Hinweis   Spannung in Bauch und Gesäß beibehalten,
             um nicht ins Hohlkreuz zu kommen.

Wirkung   Verstärkte Dehnung der Brustmuskulatur.

Variation   Schieben Sie den linken Arm nach vorn und gleich-
▲   zeitig das rechte Bein nach hinten.

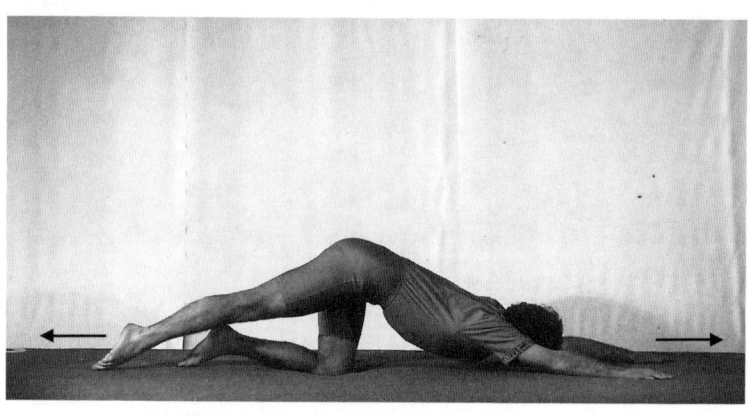

Hinweise   Haben Sie die Vorstellung, jemand wolle Sie
             auseinanderziehen.
             Becken waagerecht halten, nicht aufdrehen.

Wirkung   Streckung der Wirbelsäule.

Ausgang   Rutschhalte.

Übung   In dieser Position den Oberkörper zu einer Seite
             herausschieben, Kopf leicht in Gegenrichtung
             neigen.

▲ ●

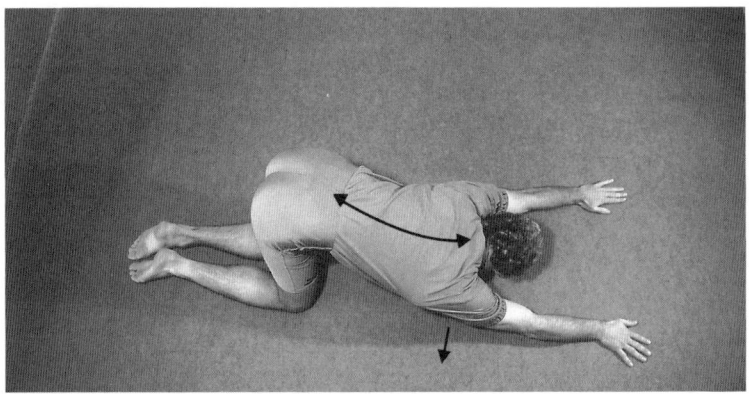

Hinweise   Vom Kopf bis zum Gesäß sieht die Wirbelsäule wie
             ein Bogen aus.
             Schultergürtel und Becken bleiben waagerecht.

Wirkungen   Dehnung der seitlichen Rumpfmuskulatur.
             Mobilisation und Streckung der Wirbelsäule.

Variationen 1 Aus der Rutschhalte wandern die Hände
gemeinsam zu einer Seite, wobei die gesamte
Wirbelsäule sich wie ein Bogen neigt.

2 Zur Verstärkung wird das Bein der gedehnten
Seite in Verlängerung des Rumpfes nach hinten
 herausgeschoben.

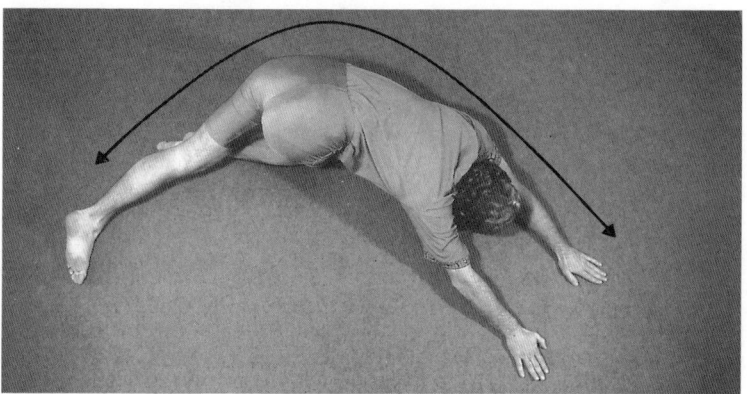

Hinweise Kopf in die Seitwärtsneigung mit einbeziehen.
Blick bleibt zum Boden gerichtet.
Schultergürtel und Becken waagerecht halten,
nicht zur Seite aufdrehen.

Wirkungen Dehnung der Brust- und seitlichen Rumpfmuskulatur.
Mobilisation und Streckung der Wirbelsäule.

Drehübung

Ausgang   Rutschhalte, ein Arm liegt in Verlängerung der
           Schulterachse seitwärts am Boden.

Übung   Den seitwärts liegenden Arm anheben. Der Blick
▲ ●   folgt der Bewegung des Armes.

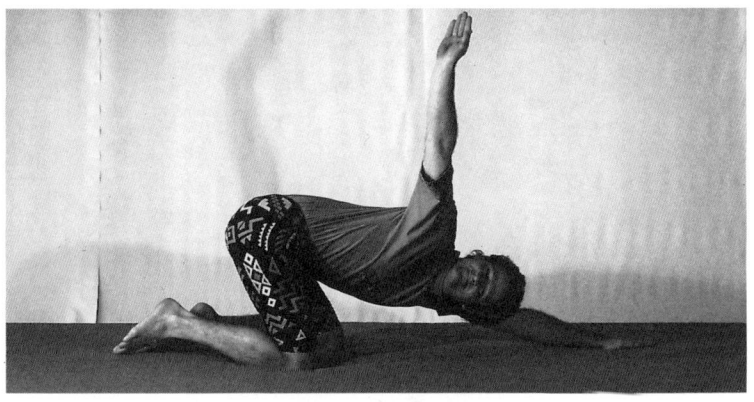

Hinweis   Den Brustkorb dicht am Boden lassen.

Wirkungen Mobilisation der Wirbelsäule.
           Starke Dehnung der Brust- und seitlichen Rumpf-
           muskulatur.

Übungen in der Päckchenlage

Sie knien nieder. Der Körper ruht auf den leicht gespreizten Unterschenkeln und Füßen. Das Gesäß wird auf die Fersen zurückgeschoben, der Körper so weit vornüber gebeugt, bis die Stirn den Boden berührt, die Arme liegen neben dem Körper nach hinten ausgestreckt.

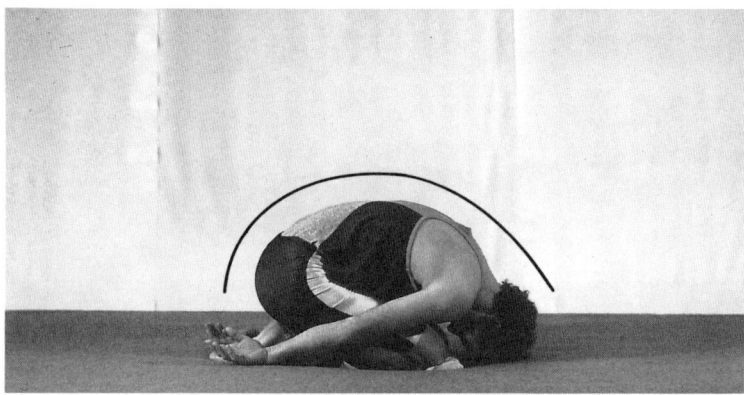

Die Arme können aber auch nach vorn ausgestreckt oder unter dem Kopf verschränkt werden.

Wenn Sie Probleme mit den Knien oder Füßen haben, legen Sie ein kleines Kissen unter Ihre Schmerzzonen. Angenehm ist auch ein Kissen zwischen Ober- und Unterschenkeln.

Aus dieser Position heraus können der Rumpf und die Arme bewegt werden, wobei vornehmlich die Rückenmuskulatur im Schulter- und Brustwirbelsäulenbereich gekräftigt wird.

Bitte beachten Sie bei der Ausführung der nun folgenden Übungen:

Führen Sie die Übungen langsam und kontrolliert durch.

Halten Sie die Übungsposition ca. 7 – 10 Sekunden.

Atmen Sie ruhig und gleichmäßig (keine Preßatmung).

Ausgang	Päckchenlage, die Arme liegen neben dem Körper nach hinten gestreckt.
Übung ■	Oberkörper, Arme nach hinten und Kopf anheben, den Rücken strecken, die Schulterblätter an die Wirbelsäule ziehen.

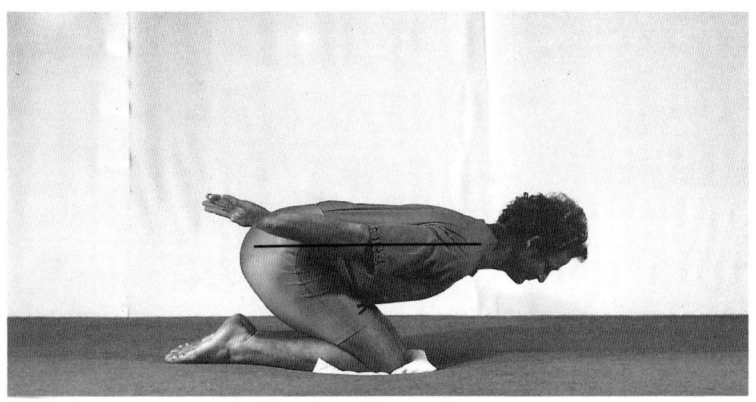

Hinweis	Oberkörper und Kopf parallel zum Boden ausrichten.
Wirkung	Kräftigung der Rücken- und Schulterblattmuskulatur.

Variationen:

Variation 1 Ist die Übungsposition eingenommen, wird der
Oberkörper langsam abwechselnd zur rechten und
■ ● linken Seite geneigt, abgesenkt.

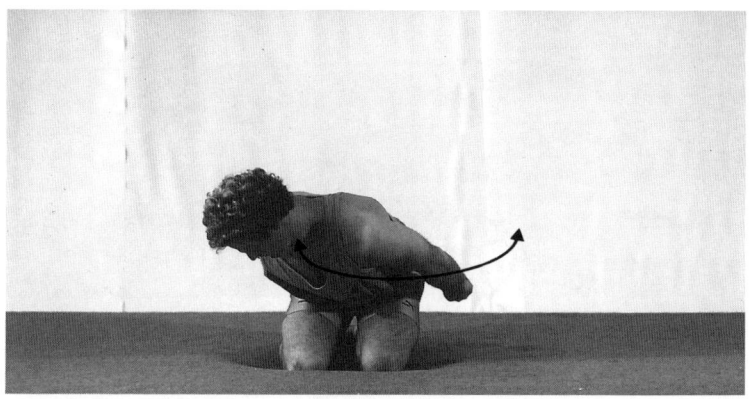

Hinweise   Oberkörper und Kopf bleiben parallel zum Boden.
            Gesäß über den Fersen lassen.

Wirkungen   Kräftigung der Rückenmuskulatur.
            Mobilisation der Wirbelsäule.

Variation 2   Ist die Übungsposition eingenommen, wird der
               Oberkörper und der Kopf abwechselnd langsam
■ ●   nach rechts und links gedreht.

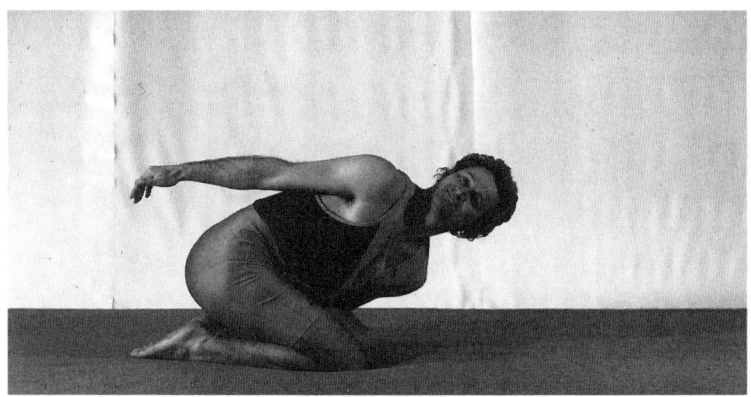

Hinweis   Die jeweils obere Schulter weit zurückdrehen.

Wirkungen   Kräftigung der Rücken- und Schultermuskulatur.
              Mobilisation der Wirbelsäule.

Variation 3 Ist die Übungsposition eingenommen, heben Sie
            Ihren Rumpf so weit an, daß Sie ihn gerade noch im
■   Gleichgewicht halten können.

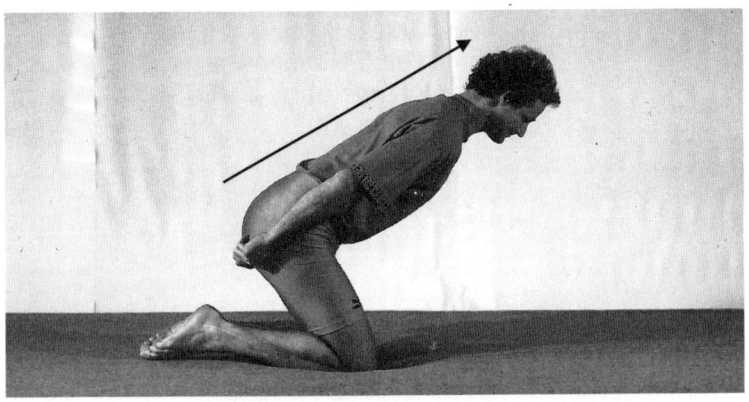

Hinweis   Hohlkreuz vermeiden, deshalb Bauch- und Gesäß-
             muskulatur anspannen.

Wirkung   Gesamtkräftigung des Körpers.

Variationen Mit verschiedenen Armhaltungen lassen sich die
Übungen variieren.
Die Hebelverhältnisse werden verändert. Die
Übungsausführung wird erschwert, die Muskulatur
muß nun verstärkte Haltearbeit leisten.
Die Übungen in der Päckchenlage werden, wie dort
beschrieben, durchgeführt, jedoch sind die Hände
am Hinterkopf angelegt.

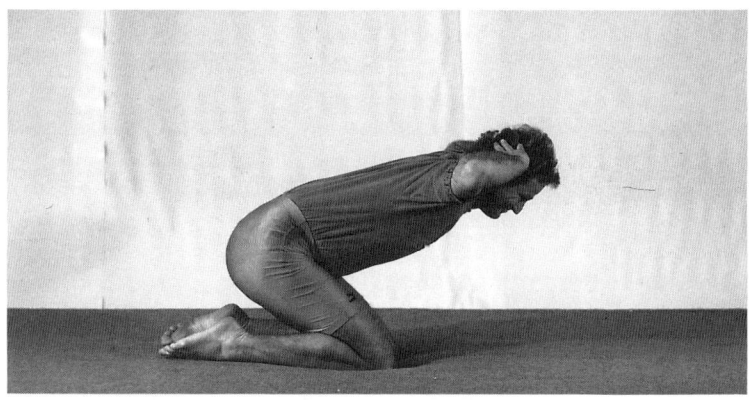

Hinweise Hände nur leicht am Hinterkopf anlegen, Kopf
nicht hinunterdrücken.
Ellbogen in Höhe des Hinterkopfes halten, d. h.
Schulterblätter zur Wirbelsäule ziehen.

Übungen im Einbeinkniestand

Sie knien nieder. Beim Einbeinkniestand ist ein sicherer Stand wichtig. Dieser wird erreicht, wenn das vordere Bein möglichst weit vorgesetzt ist, so daß Ober- und Unterschenkel im 90-Grad-Winkel zueinander stehen. Die Hüfte ist aufgerichtet, Gesäßmuskeln angespannt. Oberkörper und Kopf werden aufrecht gehalten, Arme hängen locker neben dem Körper.

Ein Kissen unter dem stützenden Knie schafft Erleichterung bei Beschwerden. Zwischendurch einen Beinwechsel mit einbeziehen.

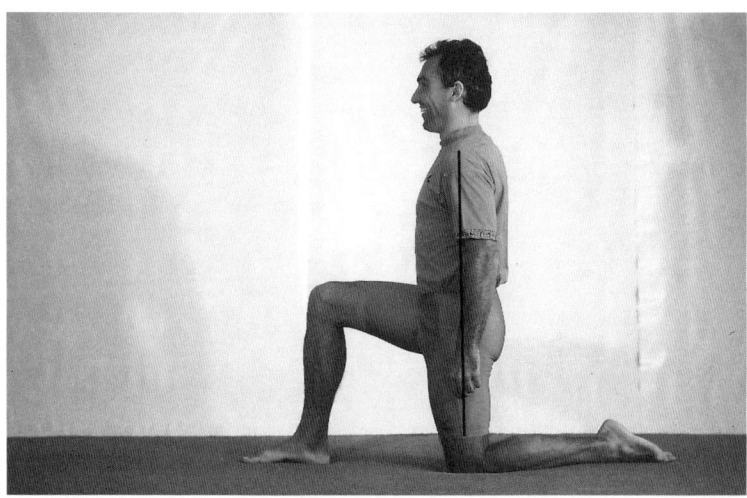

Ausgang   Einbeinkniestand.

Übung   Erst den Kopf zur Brust neigen, dann die Wirbel-
            säule weiter abrollen, bis der Oberkörper nahezu
            auf dem Oberschenkel ruht, die Arme fallen-
            lassen.

            Dann langsam Wirbel für Wirbel wieder aufrollen,
            erst die Lendenwirbelsäule, d. h. zunächst das
            Gesäß vorschieben, dann die Brustwirbelsäule und
            zum Schluß den Kopf aufrichten.

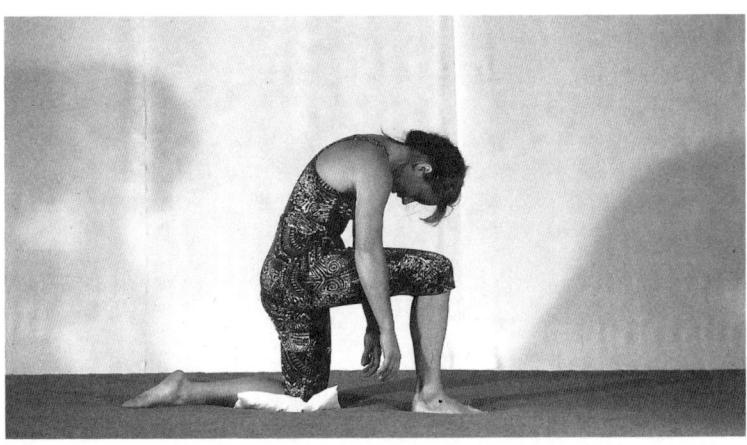

Hinweise   Während der Übung die Arme locker lassen.
            Langsame und bewußte Bewegungsausführung.

Wirkungen   Mobilisation der Wirbelsäule.
            Schulung des Körpergefühls.

Variation   Übung wie oben, jedoch sind die Hände am
            Hinterkopf angelegt und üben während der
            Bewegung leichten Druck aus.

140

Ausgang   Einbeinkniesstand.

Übung   Aus der Vorhalte schwingen die Arme gemeinsam
             locker abwechselnd rechts und links am Körper
             vorbei nach hinten.
             Die Augen verfolgen die Bewegung.

●

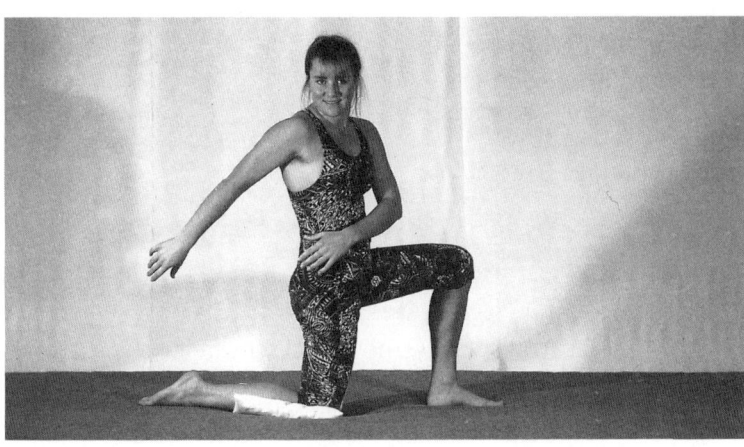

Wirkungen   Lockerung der Schultermuskulatur.
             Mobilisation der Wirbelsäule.

Variation   Die Übung wird erweitert, indem der gesamte
             Oberkörper beim Zurückschwingen eingesetzt
             wird und die Arme beim Vorschwingen bis in die
             Hochhalte geführt werden.

●

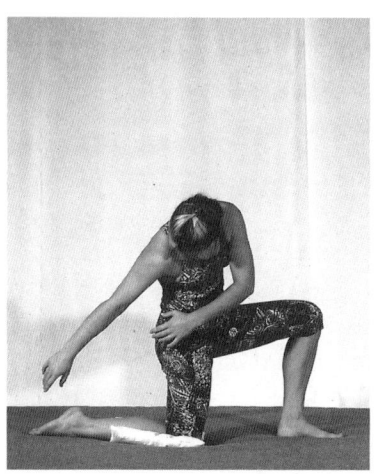 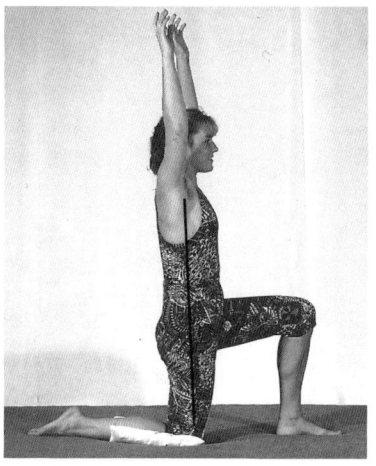

Hinweise   Atmung beachten.
            Ausatmen: die Arme zurückschwingen.
            Einatmen: Oberkörper und Arme aufrichten.
            Beim Hochschwingen Wirbelsäule und Kopf
            strecken.

Ausgang   Einbeinkniestand, rechtes Bein ist vorn, linker Arm
           in Hochhalte.

Übung   Neigen Sie zunächst Ihren Oberkörper und die linke
●   Hand zum rechten Fuß.

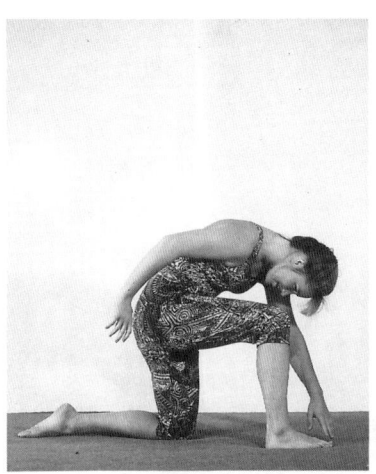 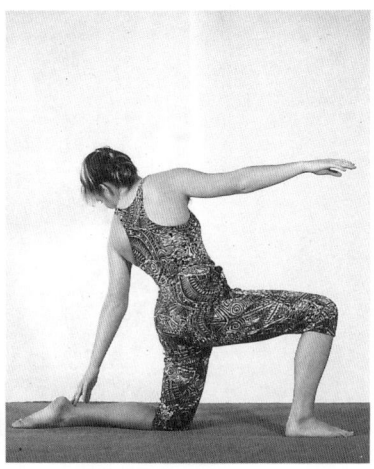

           Anschließend langsam Wirbel für Wirbel auf-
           richten, den linken Arm wieder in Hochhalte
           führen.
           Dann drehen Sie den Oberkörper zur linken Seite
           und führen die linke Hand nach hinten zum linken
           Fuß. Anschließend wieder langsam aufrichten.

Hinweise   Beim Aufrichten die Wirbelsäule strecken, aber
           nicht ins Hohlkreuz kommen.
           Rechter Arm hängt neben dem Körper.
           Kontrollierte, bewußte Bewegungsausführung.
           Atmung beachten: Beim Vor- und Rückbeugen aus-
           atmen, beim Aufrichten einatmen.

Wirkung   Mobilisation der Wirbelsäule.

Ausgang   Einbeinkniestand.

Übung   Schieben Sie Ihre Hüfte nach vorn, bis Sie eine
            Dehnung in der Hüftmuskulatur des zurück-
▲   gesetzten Beines spüren.

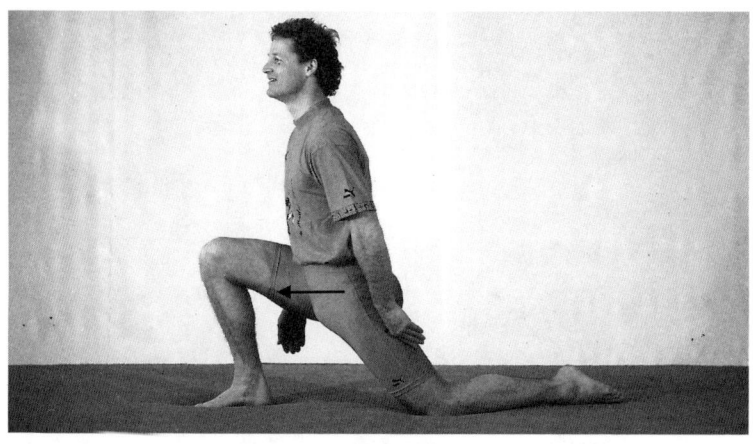

Hinweise   Oberkörper aufrecht lassen.
            Hüfte nicht aufdrehen.

Wirkung   Dehnung der vorderen Hüftmuskulatur.

144

Variation   Zur Verstärkung der Dehnung wird das rück-
             wärtige Bein gebeugt, der Fuß mit Hilfe der Hand
             zum Gesäß herangezogen.

▲

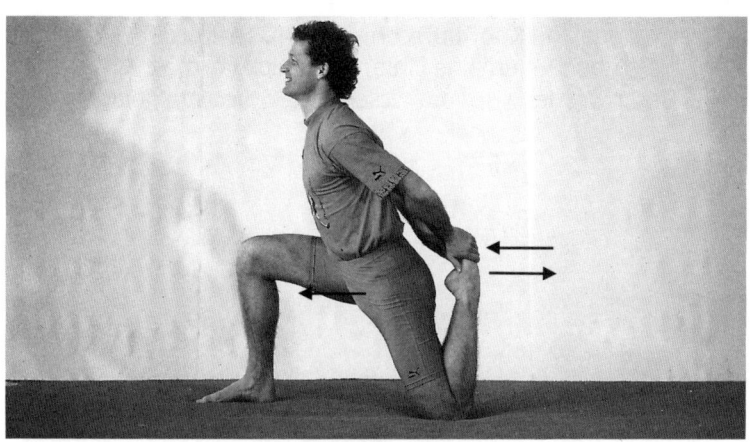

Hinweise   Oberkörper aufrecht lassen.
            Die Hüfte vorschieben, aber nicht aufdrehen.

Wirkung   Dehnung der vorderen Hüft- und Oberschenkel-
            muskulatur.

Übungen im Kniestand

Beim Kniestand sind die Beine etwa hüftbreit auseinander gelagert. Die Oberschenkel stehen senkrecht. Um nicht ins Hohlkreuz zu kommen, werden Bauch- und Gesäßmuskulatur angespannt.

Oberkörper und Kopf aufrecht halten. Der Körper bildet vom Kopf bis zu den Knien eine Linie, Hüftknick vermeiden.

Bei Beschwerden wird ein Kissen unter die Knie gelegt.

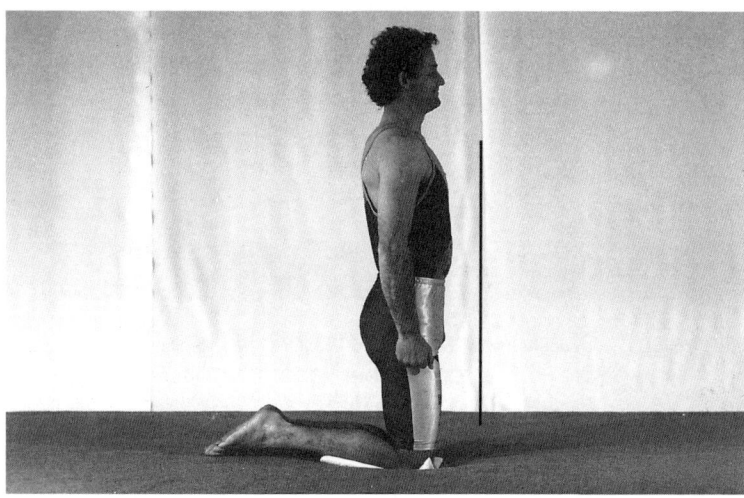

●

Ausgang	Kniestand, Arme hängen locker neben dem Körper.
Übung	Zunächst das Kinn zur Brust neigen, die Brust-wirbelsäule und Lendenwirbelsäule rund werden lassen und sich langsam auf die Fersen zurück-setzen. Beim Aufrichten erst das Becken nach vorn schieben, dann die Brustwirbelsäule und zum Schluß den Kopf aufrichten.

●

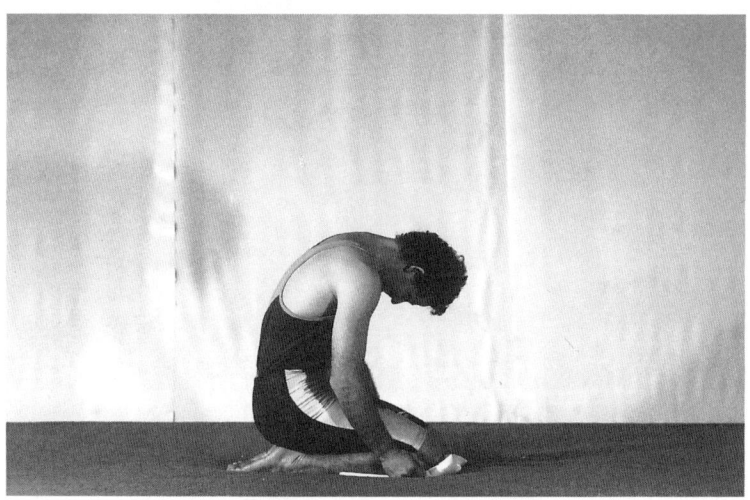

Hinweis	Die Bewegung in der Lendenwirbelsäule können Sie fühlen, indem Sie eine Hand auf den Bauch, die andere an die Lendenwirbelsäule legen.
Wirkung	Mobilisation der Wirbelsäule.
Variation	Übung wie oben, jedoch liegen die Hände am Hinterkopf an und üben leichten Druck aus.
Hinweise	Schultern nicht hochziehen. Ellbogen auseinander halten.

Ausgang   Kniestand, Arme hängen neben dem Körper.

Übung   Lehnen Sie Ihren Körper aufrecht zurück, bis das
           Gesäß etwa über den Fersen ist, und setzen Sie sich
           erst dann mit geradem Rücken langsam ab.
           Beim Aufrichten schieben Sie Ihr Becken nach
●   vorn, so daß der Oberkörper wieder aufrecht ist.

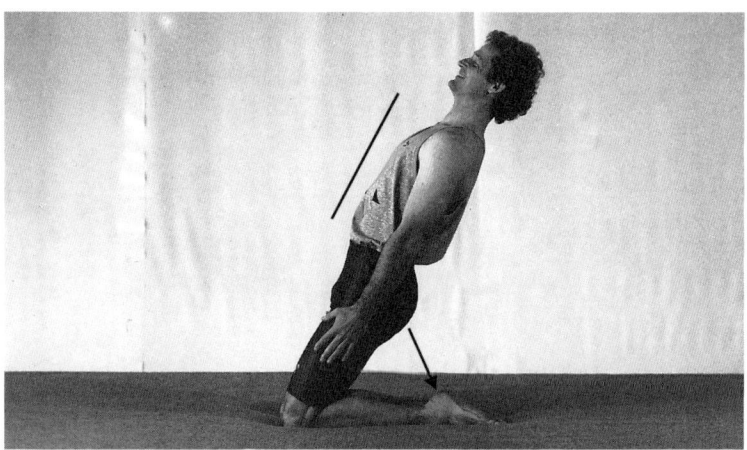

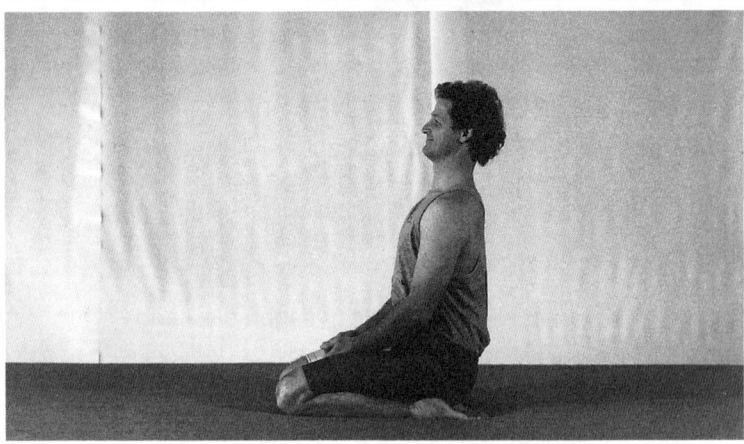

Hinweis	Den ganzen Körper beim Auf- und Absetzen in Spannung halten, nicht ins Hohlkreuz kommen.
Wirkung	Mobilisation der Lendenwirbelsäule.

Ausgang   Kniestand, Hände liegen am Hinterkopf an.

Übung   Nacheinander Halswirbelsäule und Brustwirbel-
            säule seitlich abrollen und dabei jeweils unter dem
            nach oben führenden angewinkelten Arm nach
            hinten schauen, Oberkörper beugt sich leicht in die
●   entgegengesetzte Seite.

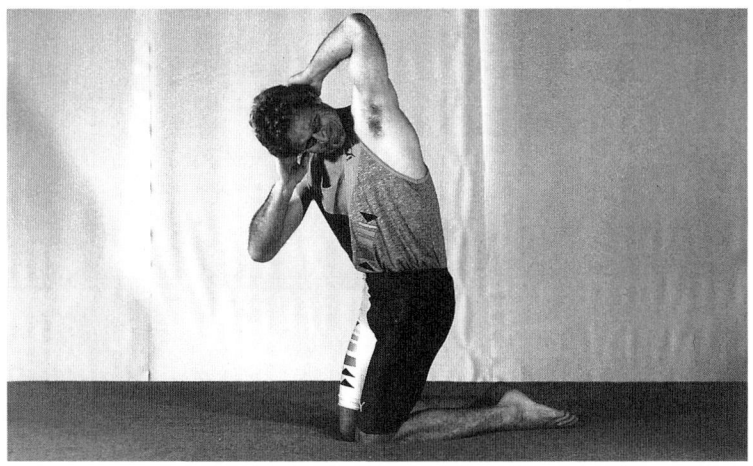

Hinweis   Gesäß anspannen, damit auch die Lendenwirbel-
            säule rund wird.

Wirkung   Mobilisation der Wirbelsäule.

Übungen im Grätsch-, Schneider- und Langsitz

Die Streckung der Wirbelsäule ist das folgende Thema. Die Erfahrung zeigt, daß die meisten schon Schwierigkeiten haben, im Grätsch-, Lang- oder Schneidersitz eine aufgerichtete Haltung einzunehmen. Wegen mangelnder Kraft und fehlender Beweglichkeit in der Hüftlendenregion kippt das Becken nach hinten und der Rücken wird rund.

Bei diesen Sitzhaltungen ist deshalb besonders darauf zu achten, daß die physiologischen Schwingungen der Wirbelsäule erhalten bleiben. Kontrollieren Sie Ihre Haltung in seitlicher Position vor dem Spiegel.

Das Becken und der Brustkorb sind aufgerichtet, der Kopf wird in Verlängerung der Wirbelsäule getragen.

Bei Übungen, bei denen der Grätsch- oder Langsitz zur Auswahl steht, empfiehlt sich für Ungeübte zunächst der Grätschsitz, da es in dieser Position leichter ist, das Becken aufzurichten.

Achten Sie bei beiden Sitzpositionen darauf, daß die Beine gestreckt sind, damit gleichzeitig eine Dehnung der rückwärtigen Beinmuskulatur erreicht werden kann.

Geübte schieben zusätzlich noch die Fersen heraus, Knie in den Boden drücken, um die Dehnung zu verstärken. Legen Sie bei den Übungen die Hände am Hinterkopf, nicht im Nacken, an, kontrollieren Sie Ihre Schultern, die nicht hochgezogen sein dürfen.

Der Grätschsitz

Ausgang   Grätschsitz, Arme neben dem Körper.

Übung   Die Arme an der Seite langsam bis in die
           Hochhalte führen, Handrücken zeigen zueinander,
■   und langsam wieder hinunter führen.

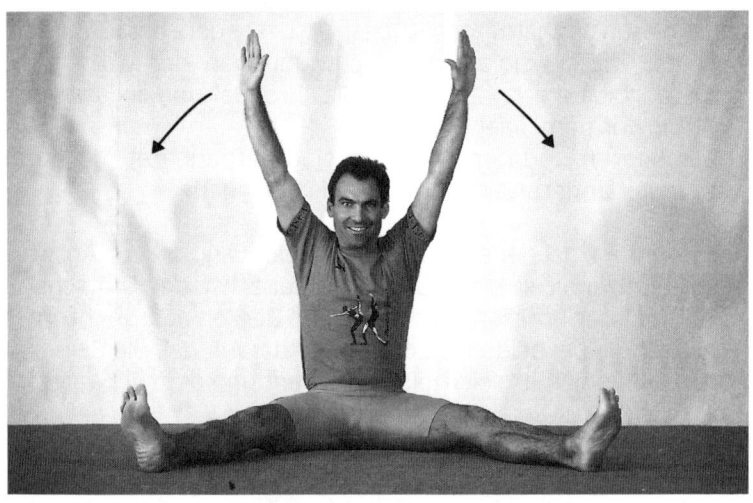

Hinweise   Den gesamten Rücken bis zum Kopf strecken.
           Atmung beachten:
           Einatmen: Arme hochführen,
           ausatmen: Arme hinunterführen.

Wirkungen Streckung der Wirbelsäule.
           Kräftigung der Schultermuskulatur.

Ausgang	Grätschsitz, Arme in Hochhalte, Kopf und Schultern zur rechten Seite gedreht.
Übung	Die Arme vorn bzw. hinten langsam nach unten und wieder nach oben führen.
■ ●	Dann die Schultern zur linken Seite drehen zum Seitenwechsel.

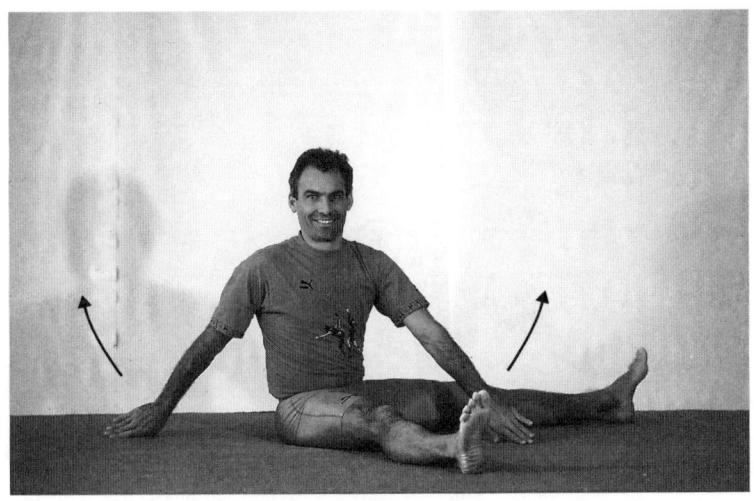

Hinweise	Rücken gestreckt lassen. Atmung beachten: Ausatmen: Arme dabei hinunterführen, einatmen: Arme hochführen.
Wirkungen	Mobilisation der Wirbelsäule. Kräftigung der Schultermuskulatur.

Variation Bei der Armführung wird der ganze Oberkörper
mit eingesetzt, d. h. beim Hinunterführen der
Arme wird der Rücken rund, das Kinn zur Brust
gezogen.
Beim Hochführen der Arme richten sich Rücken
■ ● und Kopf wieder auf bis zur Streckung.

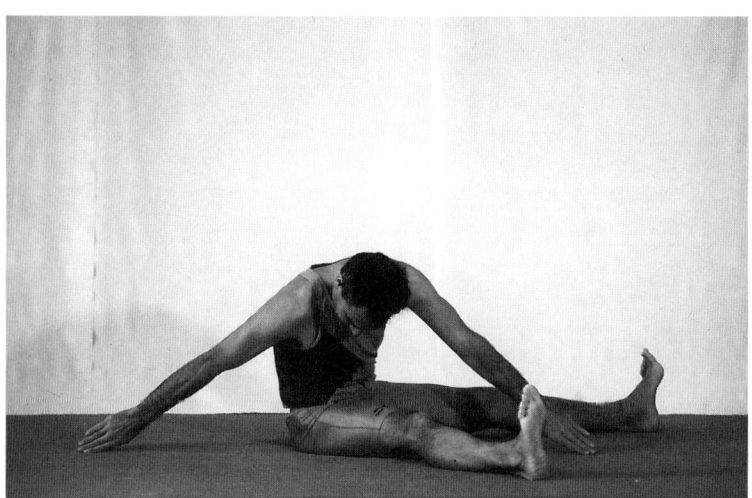

Ausgang	Grätschsitz, die Hände liegen am Hinterkopf an.
Übung	Das linke Bein gebeugt anheben und gleichzeitig den linken Ellbogen zum linken Knie führen.

●

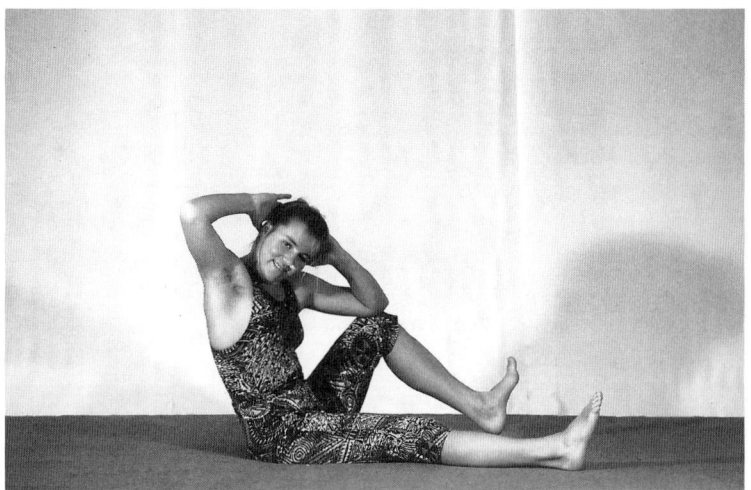

Hinweise	Ellbogen bleiben weit auseinander. Atmung beachten: Ausatmen: Knie und Ellbogen zusammenführen, einatmen: langsam wieder aufrichten.
Wirkung	Mobilisation und Streckung der Wirbelsäule.

Ausgang   Grätschsitz, die Hände liegen am Hinterkopf an.

Übung   In einer gleichmäßigen Bewegung drehen Sie Ihren
             Oberkörper etwas zur rechten Seite und neigen
● ▲   den linken Ellbogen zum linken Knie.

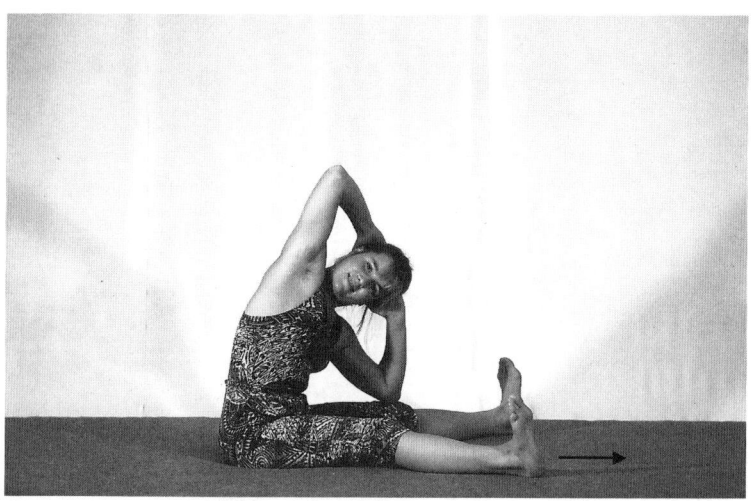

Hinweise   Ellbogen zurückziehen.
             Für Geübte: Fersen herausschieben.

Wirkungen   Mobilisation der Wirbelsäule.
             Dehnung der seitlichen Rumpfmuskulatur.

Variation   Übung wie links, die Arme sind in der Hochhalte.

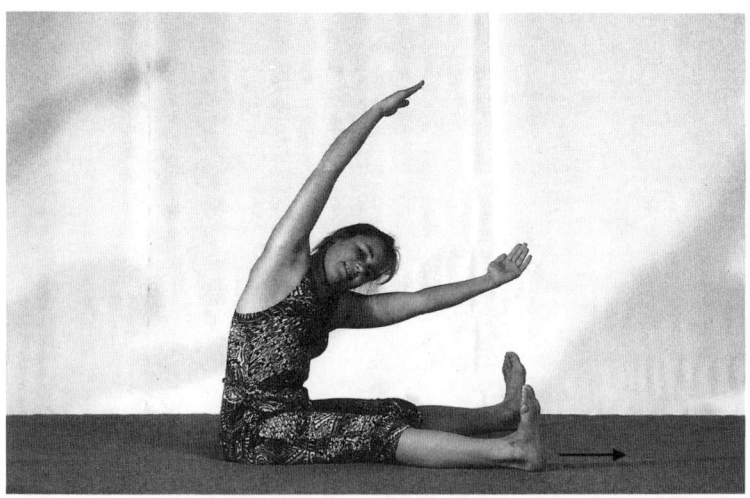

Ausgang   Grätschsitz, die Hände liegen am Hinterkopf an.

Übung   Das rechte Bein gebeugt vom Boden lösen und
            gleichzeitig den linken Ellbogen zum rechten Knie
            führen.

●

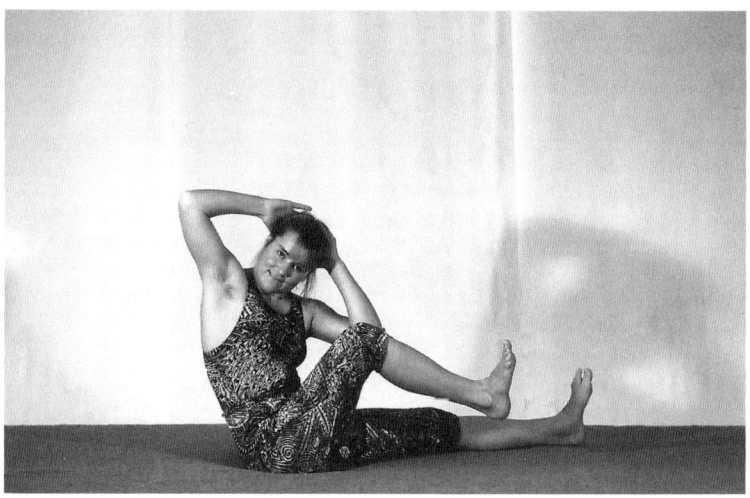

Hinweise   Bei der Beugung den gesamten Oberkörper mit
            einbeziehen, Ellbogen bleiben weit auseinander.
            Atmung beachten.

Wirkung   Mobilisation und Streckung der Wirbelsäule.

Variation   Die Übungen kann auch ausgeführt werden,
            wenn die Arme in der Ausgangsstellung in der
            Hochhalte sind.
            Beim Zusammenführen von Knie und Ellbogen
            bleibt der andere Arm in Verlängerung des
●   Rumpfes.

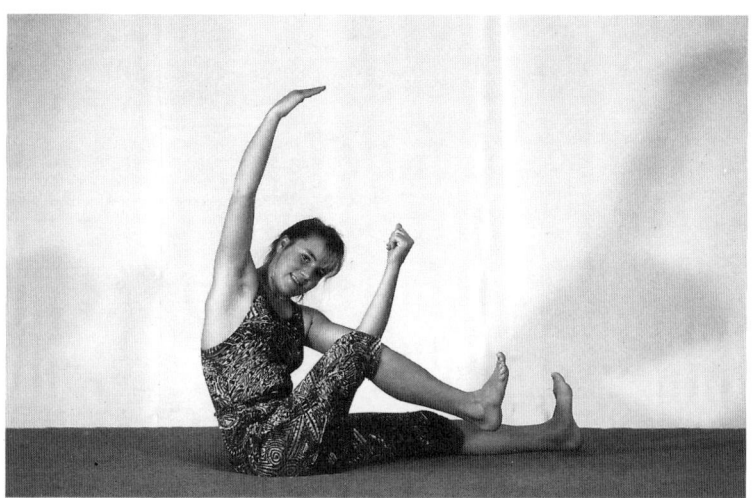

Der Grätsch- oder Schneidersitz

Ausgang   Grätsch- oder Schneidersitz, der Rücken ist an eine
             Wand gelehnt.

Übung   Versuchen Sie Ihren gesamten Rücken, vom
▪   Becken bis zum Kopf, gegen die Wand zu drücken.

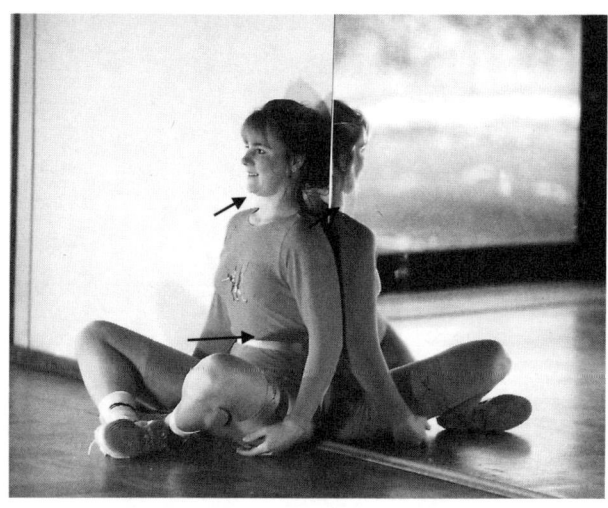

Wirkung   Kräftigung der Rückenmuskulatur.

Ausgang	Grätsch- oder Schneidersitz, Hände liegen am Hinterkopf an, Ellbogen zeigen nach außen.
Übung	Langsam den Oberkörper zur rechten und linken Seite drehen.
■ ●	Die Endposition einige Sekunden halten.

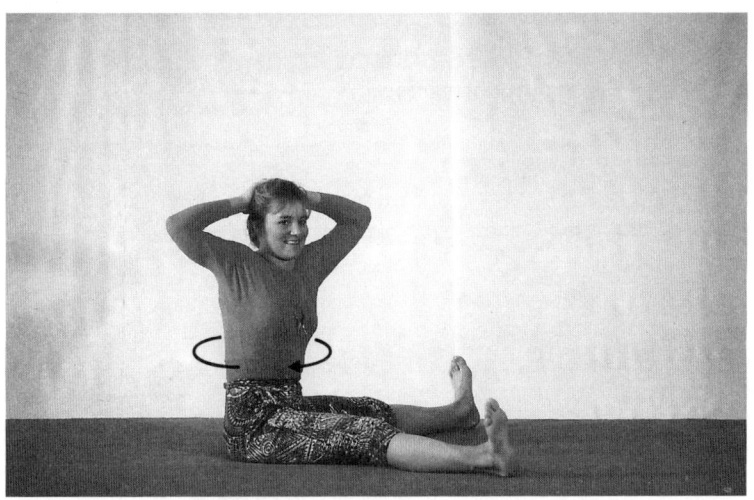

Hinweise	Rücken gestreckt, Kopf aufrecht halten. Den jeweils hinteren Ellbogen weit zurückdrehen. Schultern nicht hochziehen.
Wirkungen	Mobilisation der Wirbelsäule. Kräftigung der Rückenmuskulatur.
Variation	Wie Übung oben, Arme jedoch in Hochhalte.
Hinweise	Die Arme bleiben auch beim Drehen des Oberkörpers neben den Ohren. Rücken und Kopf strecken.

Der Langsitz

Ausgang   Langsitz (›Gesäßwanderung‹).

Übung   Eine Gesäßhälfte anheben. Das dazugehörige,
            mit angehobene Bein nach vorn herausschieben
            und absetzen.
            Dann mit dem anderen Bein den nächsten
            ›Schritt‹ einleiten.
            Durch diese Schrittsetzung bewegen Sie sich
■   langsam vorwärts.

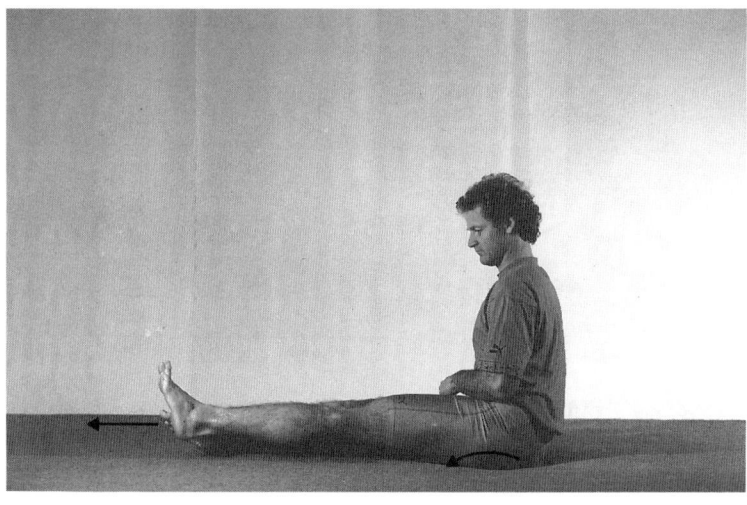

Hinweise   Rücken gerade lassen.
            Das Bein nicht ›fallen lassen‹, sondern langsam
            absetzen.

Wirkung   Kräftigung der Gesäßmuskulatur.

162

Variationen 1 Wie Gesäßwanderung, jedoch werden die Hände
am Hinterkopf angelegt.

2 Wie Gesäßwanderung, jedoch sind die Arme in
Hochhalte.

Hinweise   Rücken gerade lassen.
Kopf aufrecht halten.

Wirkungen   Kräftigung der Rücken- und Schultermuskulatur.
Kräftigung der Gesäßmuskulatur.

Der Grätsch- oder Langsitz

Ausgang   Grätsch- oder Langsitz, Arme in Vorhalte.

Übung   Neigen Sie Ihren Oberkörper nach vorn,
           jedoch nur so weit, daß Ihr gesamter Rücken
■ ▲   gerade bleiben kann.

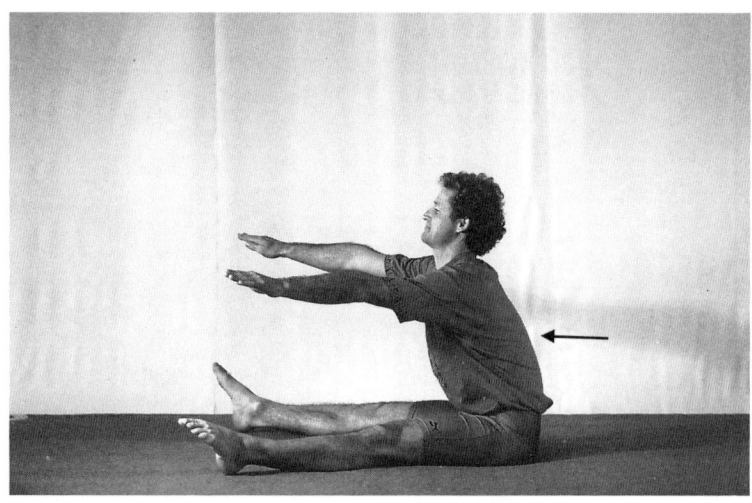

Hinweise   Kopf bleibt in Verlängerung der Wirbelsäule.
           Für Geübte: Fersen herausschieben.

Wirkungen Kräftigung der Rückenmuskulatur.
           Dehnung der Gesäß- und rückwärtigen Bein-
           muskulatur.

Variationen 1 Ausgangsstellung, die Hände werden jedoch
am Hinterkopf angelegt. Ellbogen sind weit
auseinander.

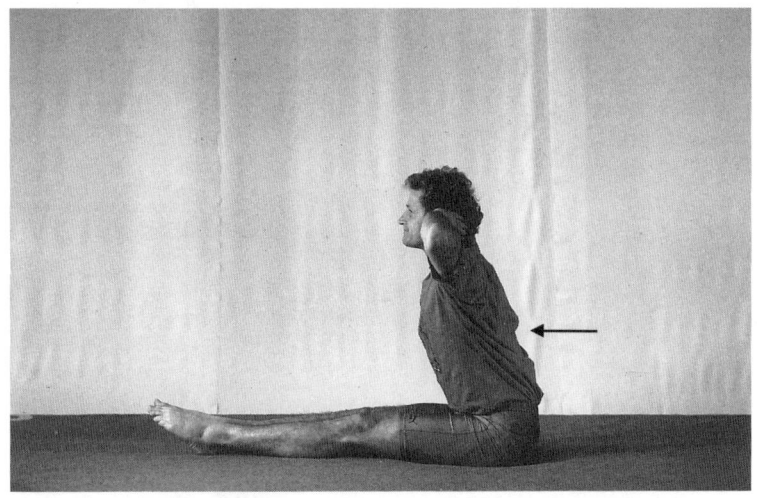

2 Ausgangsstellung, die Arme sind jedoch in
Hochhalte.

Hinweis   Zu 2: der Körper bildet von den Händen bis zum
Gesäß eine Linie.

Der Schneidersitz

Ausgang   Schneidersitz oder Sitz mit angewinkelten Beinen,
           Hände umfassen locker die Knie.

Übung   Zunächst die Lendenwirbelsäule rund werden
           lassen, dann folgt die Brustwirbelsäule, zum Schluß
           wird das Kinn zur Brust gezogen. Neigen Sie
           nun Ihren runden Rücken soweit zurück, daß die
           Arme gestreckt werden und Sie sich noch im
           Gleichgewicht halten können. Dann richten Sie das
           Becken wieder auf, nun die Brustwirbelsäule, zum
● Schluß wieder den Kopf.

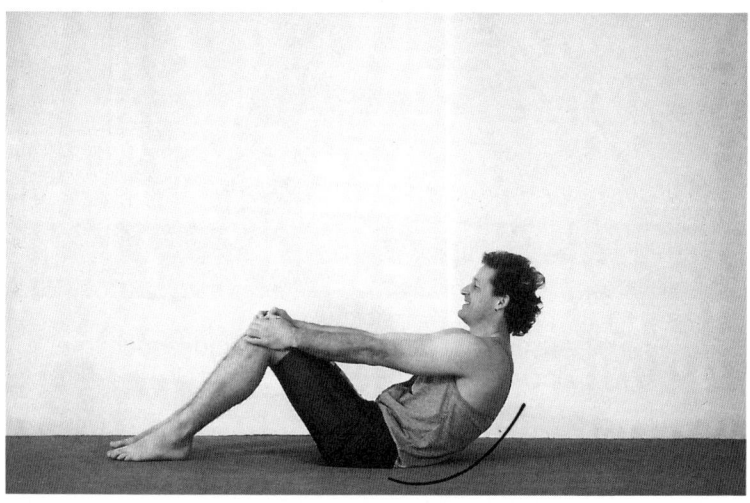

Hinweise   Nicht die Schultern hochziehen.
           Versuchen Sie, sich aus eigener Kraft wieder
           aufzurichten, ohne sich mit den Händen
           ›hochzuziehen‹.

Wirkung   Mobilisation der Wirbelsäule.

Übungen im Sitzen und Stehen

Da die folgenden Übungen sowohl im Stehen wie auch im Sitzen durchgeführt werden können, sind sie in einem Kapitel zusammengefaßt. Die unter den Übungen aufgeführten allgemeinen Hinweise gelten für die Übungsausführung in beiden Positionen. Hinweise, die nur für die Durchführung im Stand gelten, sind gesondert aufgeführt.

Der erste Übungskomplex beinhaltet zunächst Lockerungsübungen für den Schultergürtel. Es folgen Kräftigungs- und Dehnungsübungen für die Rumpf- und Schultermuskulatur sowie Mobilisationsübungen für die Wirbelsäule.

Der zweite Übungskomplex umfaßt Übungen speziell zur Stärkung der Halswirbelsäule.

Bevor Sie mit den Übungen beginnen, sollten Sie sich die aufgerichtete Haltung im Sitzen und Stand zu eigen machen (siehe unten), da nur dann eine korrekte Übungsausführung gewährleistet ist. Werden bei Übungen die Hände am Hinterkopf, nicht im Nacken, angelegt, beachten Sie, daß die Schultern locker sind und der Kopf nicht ›eingeklemmt‹ wird.

Ein wichtiges Element in der Wirbelsäulengymnastik stellt die richtige Auf- und Abrollbewegung der Wirbelsäule dar.

Sie dient der Mobilisation, d. h. der Erhaltung oder Wiederherstellung der Beweglichkeit.

Viele der folgenden Übungen basieren auf dieser Bewegung. Daher ist es ratsam, sie zunächst allein zu üben, bevor Sie mit den weiteren Übungen fortfahren.

Grundübung – im Sitzen

Ausgang   Aufrechter Sitz, Arme sind neben dem Körper.

Übung   Ziehen Sie zunächst das Kinn zur Brust, lassen dann
die Brustwirbelsäule rund werden und danach die
Lendenwirbelsäule.
Spüren Sie dabei, wie die Wirbelsäule nacheinander, ›Wirbel für Wirbel‹, abrollt.
Am Ende der Abrollbewegung ruht der Oberkörper
in bequemer Stellung über den Oberschenkeln.
Das Gesäß behält festen Kontakt mit dem Hocker,
die Arme hängen locker.

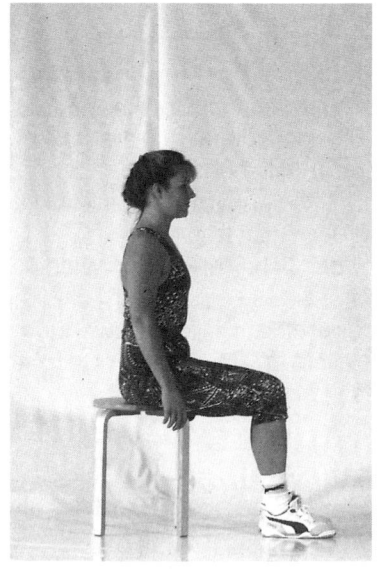 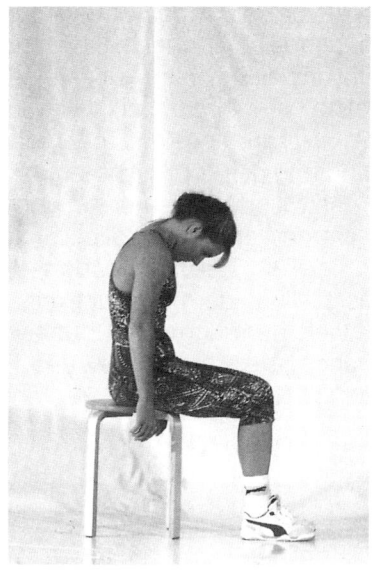

1   2

Die Aufrollbewegung erfolgt in umgekehrter Reihenfolge: Richten Sie zunächst die Lendenwirbelsäule auf (so als möchten Sie damit etwas wegrücken), dann folgt die Brustwirbelsäule und zum Abschluß richten Sie den Kopf wieder auf.

Hinweise   Beim Aufrichten nicht ins Hohlkreuz kommen.
Bei der Aufrollbewegung dürfen die Schultern nicht mit hochgezogen werden.
Die Auf- und Abrollbewegung ist ein langsamer, aber flüssiger Bewegungsablauf.

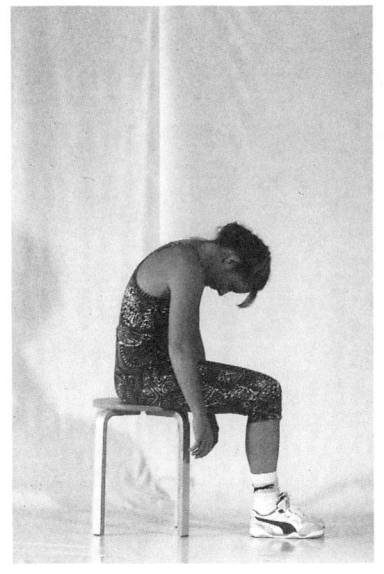
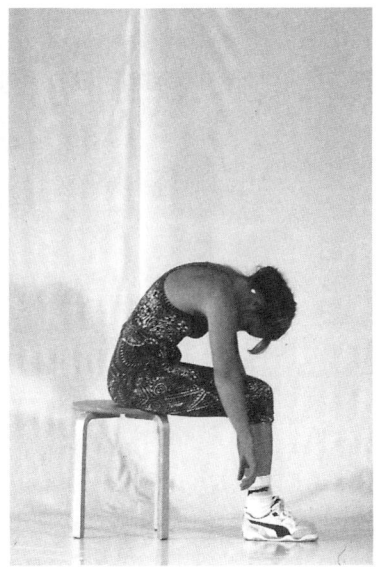

3   4

Grundübung – im Stand

Übung
Auch im Stand ziehen Sie zunächst das Kinn zur Brust. Beim weiteren Abrollen der Brustwirbelsäule und Lendenwirbelsäule beugen Sie langsam die Knie und spannen gleichzeitig das Gesäß an, um das Rundwerden im Lendenwirbelsäulen-Bereich zu verstärken.
Beugen Sie Ihren Oberkörper nun so weit nach vorn, daß Sie noch bequem stehen können und die Schultern der höchste Punkt Ihres Körpers sind, nicht das Gesäß.

Die Aufrollbewegung erfolgt wieder in umgekehrter Reihenfolge:

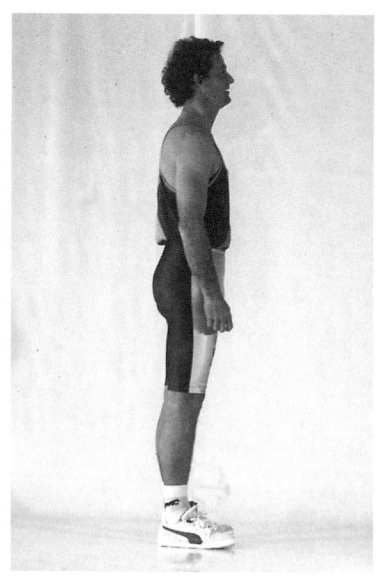

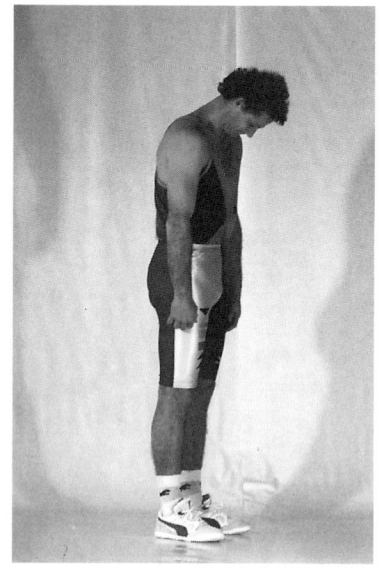

1

2

Zunächst die Lendenwirbelsäule aufrichten, beim weiteren Aufrollen der Brustwirbelsäule strecken Sie langsam wieder die Knie, und am Ende richten Sie Ihren Kopf auf.

Hinweise   Beachten Sie beim Abrollen, daß das Gesäß vorgeschoben, nicht nach hinten herausgestreckt wird. Die Arme sind während des ganzen Bewegungsablaufs locker; beim Aufrollen nicht die Schultern hochziehen.
Diese Übung im Stand eignet sich sehr gut zur Entlastung der Wirbelsäule, vornehmlich im Lendenwirbelsäulen-Bereich. Verharren Sie etwas in der bequemen Position, wenn Sie die Wirbelsäule abgerollt haben.
Dabei können Sie auch Ihren Oberkörper und die Arme locker nach rechts und links schwingen.

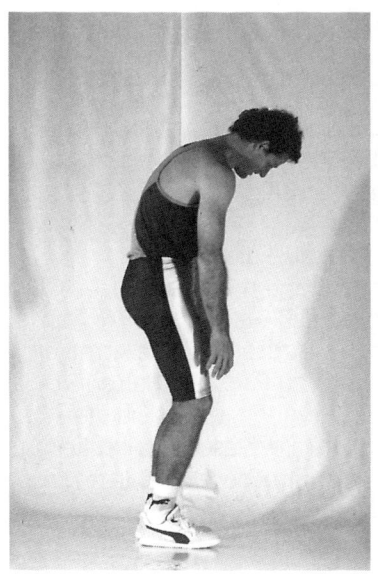 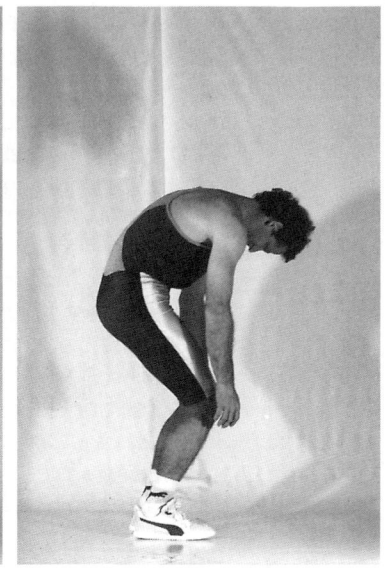

3   4

Variationen im Sitzen und im Stand:

1 Lassen Sie Ihre Schultern wie ein Mühlrad wechselseitig kreisen, während Sie die Wirbelsäule ab- und wieder aufrollen. Schultern nach vorn kreisen lassen, dabei den Oberkörper nach vorn beugen, Schultern rückwärts kreisen lassen und den Oberkörper wieder langsam aufrichten.

2 Ist die Wirbelsäule abgerollt, werden die Arme locker vor- und zurückgeschwungen, zugleich oder wechselseitig.

3 Die Hände liegen bei der Auf- und Abrollbewegung am Hinterkopf an und üben leichten Druck aus.

Hinweis   Ellbogen weit auseinanderhalten.

Ausgang   Aufrechter Sitz oder Stand, die Arme hängen neben dem Körper.

Übung   Die Schultern bis zu den Ohren hochziehen und anschließend locker fallen lassen. Beide gleichzeitig oder rechts/links im Wechsel.

Wirkung   Lockerung der Schultermuskulatur.
               Um die Wirkung zu verstärken, ziehen Sie Ihre Schultern fest hoch, so daß Sie den Kopf richtig einklemmen, spannen Sie zusätzlich die Arme an, und ballen Sie die Hände zu Fäusten. Halten Sie diese Position einige Sekunden, bevor Sie die Schultern wieder locker fallen lassen. Anschließend spüren Sie, wie es im Schulterbereich warm wird, da die Durchblutung gefördert wird.

Hinweis   Atmen Sie gleichmäßig, keine Preßatmung.

Übung	Schütteln Sie Ihre Arme und Hände durch lockere, schnelle Drehbewegungen aus. Eine andere Möglichkeit zur Lockerung besteht im ›Wegschleudern‹ der Arme vom Körper in alle Richtungen.
Ausgang	Aufrechter Sitz oder Stand.
Übung	Lockeres, gleichzeitiges Vor- und Zurückschwingen der Arme.
Hinweis	Die Schultern dabei locker hochziehen und wieder fallen lassen.
Wirkung	Lockerung der Schulter-Arm-Muskulatur.

Variation   Das Bewegungsausmaß wird vergrößert:
beim Zurückschwingen der Arme beugt sich
der Oberkörper nach vorn,
beim Vorhochschwingen bis in die Hochhalte
streckt sich der Oberkörper wieder.

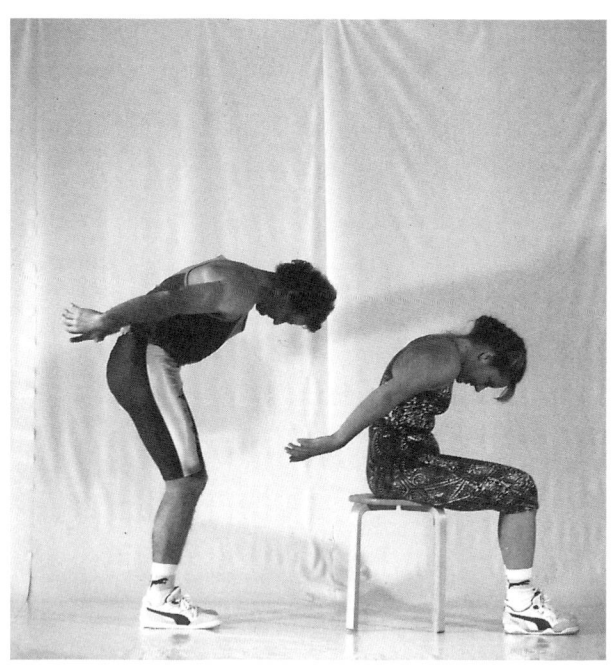

Hinweise   Ausatmen: Die Arme schwingen nach hinten,
            einatmen: Oberkörper und Arme richten sich
            wieder auf.
            Beachten Sie die richtige Auf- und Abrollbewegung
            der Wirbelsäule.
            Bei Durchführung im Stand:
            Den Oberkörper nur so weit beugen, daß der
            Schultergürtel der höchste Punkt ist.

Wirkung   Mobilisation der Wirbelsäule.

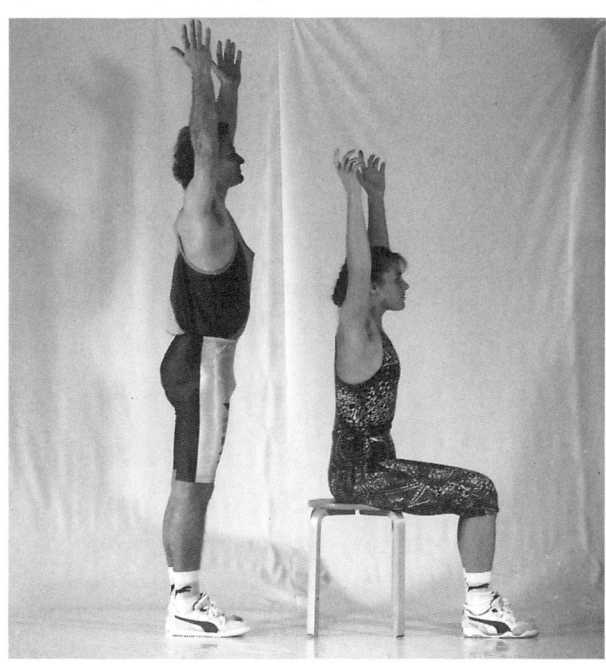

Ausgang	Aufrechter Sitz oder Stand, linker Arm ist in Vorhochhalte, rechter Arm zurückgestreckt.
Übung	Arme wechselseitig locker vor- und zurückschwingen.

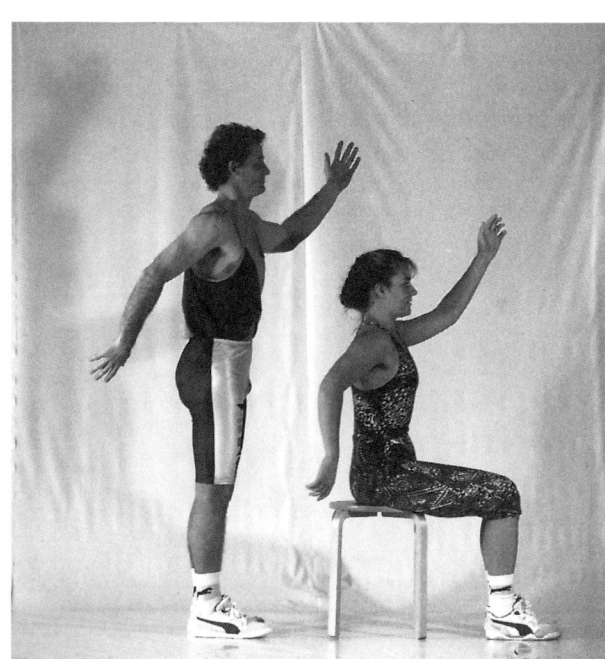

Wirkung	Lockerung der Schulter-Arm-Muskulatur.

Variationen 1 Der Oberkörper kann mit eingesetzt werden.

2 Der Oberkörper sowie der Kopf drehen sich mit.

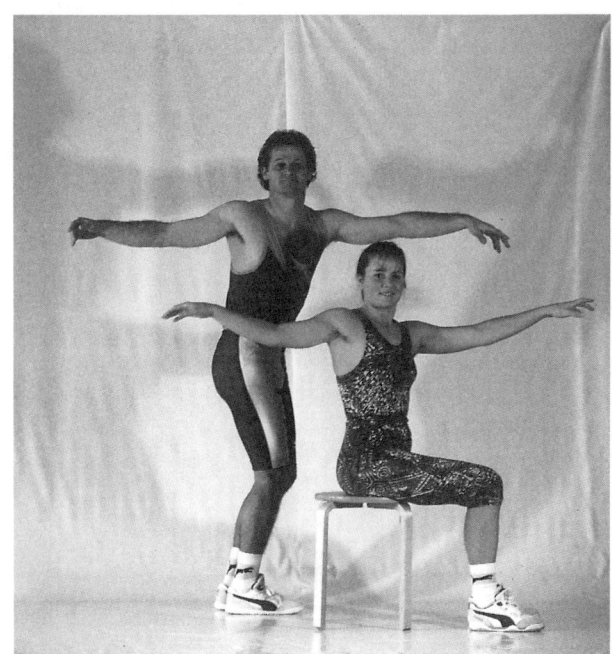

Hinweise   Bei Durchführung im Stand:
Die Knie sind in leichter Beugestellung.
Die Hüfte bleibt nach vorn gerichtet, sie dreht sich
nicht mit.

Ausgang   Aufrechter Sitz oder Stand mit etwas gebeugten
           Knien, Oberkörper ist leicht nach vorn geneigt,
           beide Arme auf einer Seite.

Übung   Die Arme zunächst nach vorn-oben schwingen,
           dabei den Oberkörper und Kopf aufrichten. Die
           Arme dann zur anderen Seite zurückschwingen
           und den Oberkörper wieder leicht beugen.

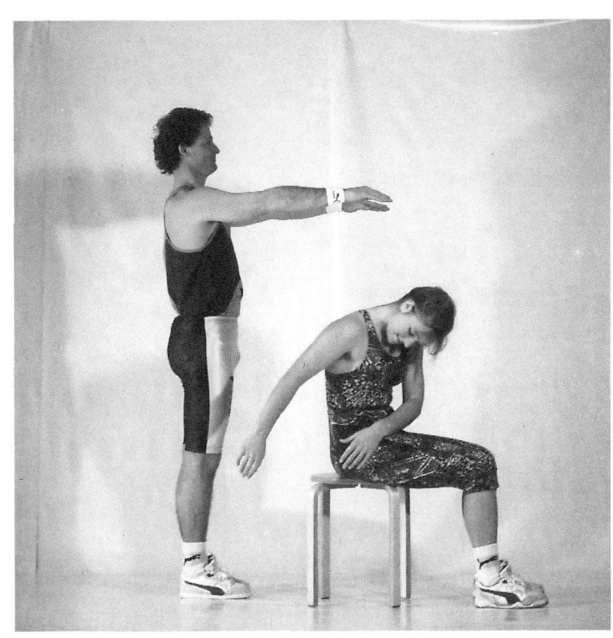

Hinweise   Auf- und Abrollbewegung der Wirbelsäule beachten, beim Vorschwingen nicht ins Hohlkreuz kommen.
Der Kopf folgt den Armen beim Zurückschwingen.
Einatmen und den Oberkörper aufrichten, ausatmen und den Oberkörper wieder beugen.
Bei Durchführung im Stand:
Beim Zurückschwingen der Arme ist der Körper rund, vom Kopf bis zum Gesäß.

Wirkungen Mobilisation der Wirbelsäule.
Lockerung der Schultermuskulatur.

Ausgang   Aufrechter Sitz oder Stand,
           Hände sind hinter dem
           Rücken geschlossen.

Übung   Beschreiben Sie hinter Ihrem Rücken
           große Kreise.

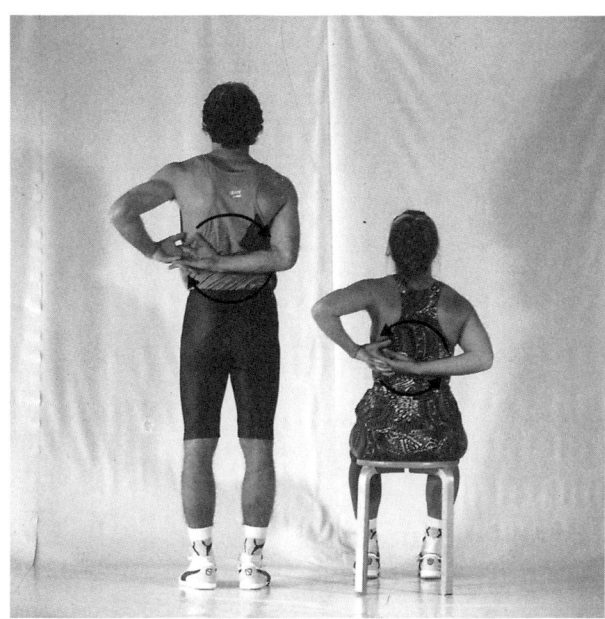

Hinweis   Halten Sie Ihren Oberkörper ruhig, Bewegung ist
           nur in den Schultergelenken und in den Armen.

Wirkungen Mobilisation der Schultergelenke.
           Kräftigung der Schultermuskulatur.

Ausgang   Aufrechter Sitz oder Stand,
            die Hände sind hinter
            dem Rücken geschlossen.

Übung   Ziehen Sie Ihre gestreckten Arme so weit wie
            möglich nach hinten-oben.

▲

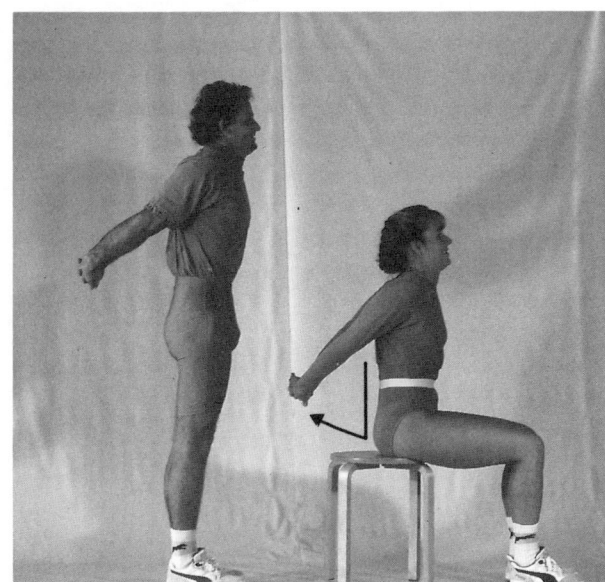

Hinweise   Oberkörper aufrecht lassen.
            Bauch- und Gesäßmuskulatur anspannen,
            kein Hohlkreuz machen.

Wirkung   Dehnung der Brustmuskulatur.

Ausgang   Aufrechter Sitz oder Stand,
Arme sind in Hochhalte.

Übung   Strecken Sie jeweils einen Arm und die dazugehörige Rumpfseite weit nach oben, so als
wollten Sie an der Decke etwas greifen.

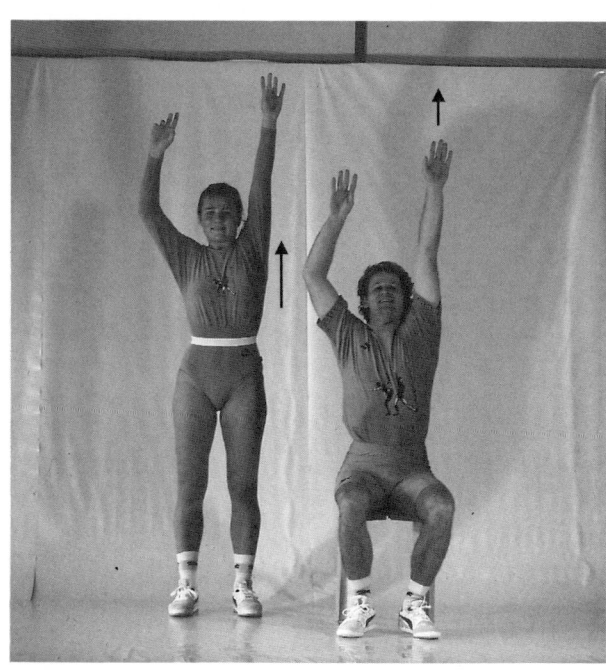

Hinweis   Bauch- und Gesäßmuskulatur anspannen.

Wirkung   Streckung der Wirbelsäule.

Variation 1   Während Sie die eine Hand in Richtung Zimmerdecke schieben, schieben Sie gleichzeitig
die andere Hand nach unten.

Hinweis   Hände sind aufgestellt.

Variation 2   Zur Verstärkung ziehen Sie Ihren Oberkörper und
den Kopf leicht zur rechten und linken Seite.

Hinweise   Arme bleiben gestreckt.
In der Seitneigung atmen Sie 1× tief ein und aus,
bevor Sie zur anderen Seite wechseln.

Wirkungen   Weitung des Brustkorbs.
Dehnung der seitlichen Rumpfmuskulatur.
Mobilisation der Wirbelsäule.

Ausgang   Aufrechter Sitz oder Stand,
           die Hände sind am Hinterkopf angelegt.

Übung   Ziehen Sie Ihre Ellbogen weit zurück, atmen Sie
           dabei tief ein, so daß sich Ihr Brustkorb weitet.
           Beim Ausatmen nehmen Sie die Ellbogen wieder
▲   vor und beugen etwas den Kopf.

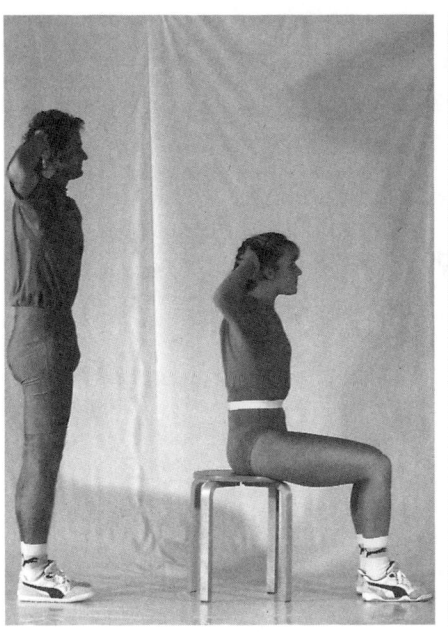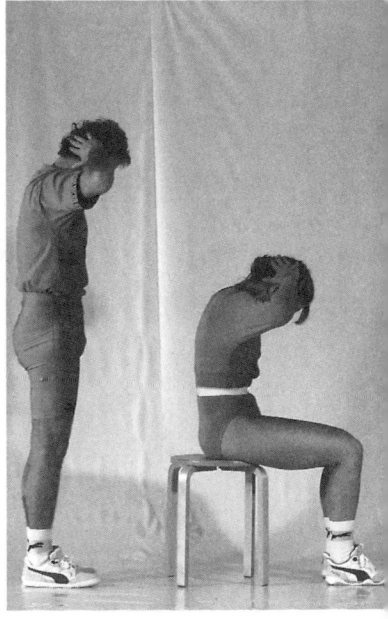

Hinweise   Die Bewegung ist nur im oberen Rumpfbereich
           sichtbar.
           Bauch- und Gesäßmuskulatur anspannen.

Wirkungen Weitung des Brustkorbs.
           Dehnung der Brustmuskulatur.

Ausgang   Aufrechter Sitz oder Stand,
           Arme neben dem Körper.

Übung   Beschreiben Sie langsam mit beiden Schultern
           große Kreise: vor- oder rückwärts.

Hinweise   Unterstützen Sie diese Übung durch die Atmung.
           Einatmen: Die Schultern dabei über hinten (vorne)
           nach oben führen.
           Ausatmen: Schultern über vorn (hinten) nach
           unten führen.

Wirkung   Mobilisation der Schultergelenke.

Ausgang   Aufrechter Sitz oder Stand,
           Arme sind in der Seithalte,
           Unterarme nach oben angewinkelt.

Übung   Die Unterarme vor dem Gesicht zusammenführen
           und fest gegeneinanderdrücken.

■

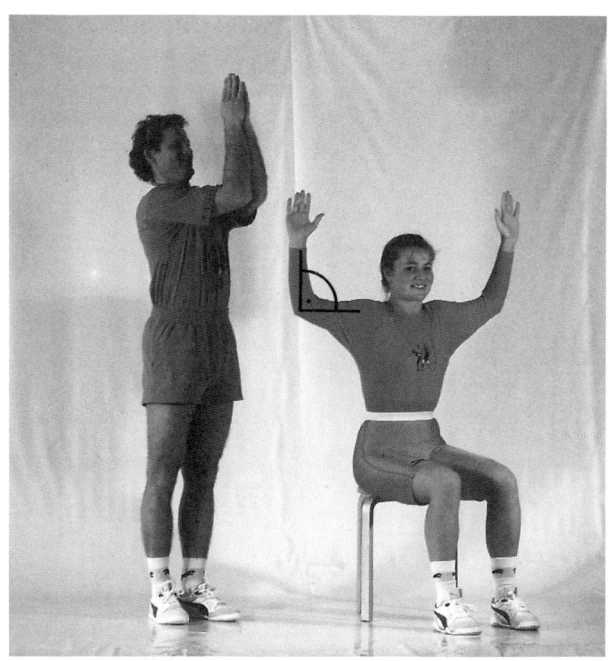

Hinweise   Oberarme bleiben in Schulterhöhe.
           Oberarme und Unterarme stehen rechtwinklig
           zueinander.

Wirkung   Kräftigung der Brustmuskulatur.

186

Variation   Die Schultern kreisen lassen, wenn die Arme
             in der Höhe der Schulterachse gehalten werden.
             Die Unterarme sind nach oben angewinkelt.

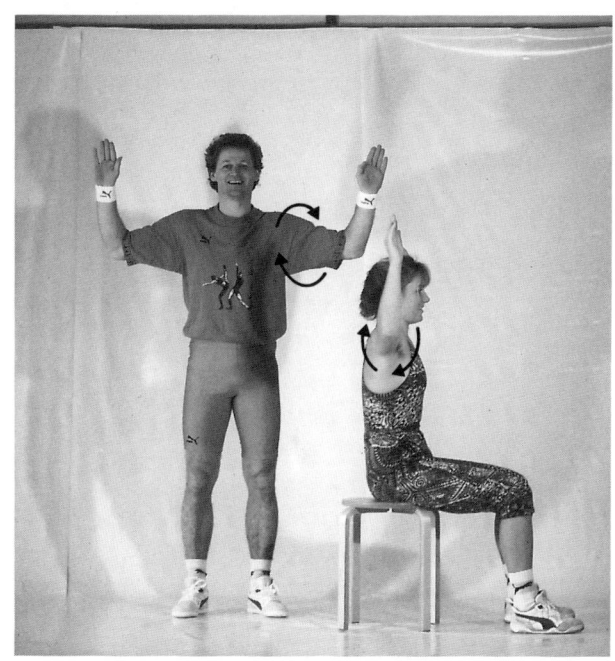

Hinweis   Die kreisende Bewegung findet nur im Schulter-
             gelenk statt.

Wirkungen   Kräftigung der Schultermuskulatur.
             Mobilisation der Schultergelenke.

187

Drehübung

Ausgang   Aufrechter Sitz oder Stand,
Arme sind neben dem Körper oder in Seithalte.

Übung   Jeweils eine Schulter weit zurückdrehen,
den Kopf mitnehmen und über die Schulter
nach hinten schauen.

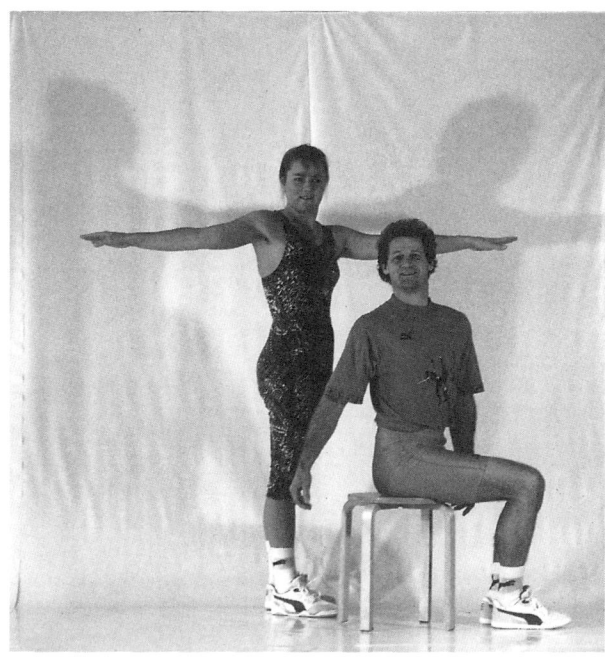

Hinweise   Rücken und Kopf strecken.
Verfolgen Sie beim Drehen eine gedachte Linie an
der Wand in Augenhöhe.
Schulterblätter zur Wirbelsäule ziehen.
Bei der Durchführung im Stand: Die Hüfte bleibt
nach vorn gerichtet, sie dreht sich nicht mit.

Wirkungen   Mobilisation der Wirbelsäule.
             Kräftigung der Rücken- und Schultermuskulatur.

Variationen 1 Wie Drehübung, jedoch liegen die Hände
              am Hinterkopf an.
              Ellbogen beim Drehen weit auseinanderhalten.

            2 Wie Drehübung, jedoch sind die Arme in
              Hochhalte.

Hinweise   Rücken strecken.
             Arme beim Drehen neben dem Kopf.
             Die Hände können in der Hochhalte auch
             zusammengehalten werden.

Ausgang   Aufrechter Sitz oder Stand,
           Arme sind in Hochhalte,
           Handrücken zeigen zueinander.

Übung   Führen Sie die Arme an der Seite hinunter und
           beugen gleichzeitig den Oberkörper und Kopf:
           Abrollbewegung der Wirbelsäule. Richten Sie sich
           langsam wieder auf und führen die Arme seitwärts
           in Hochhalte: Aufrollbewegung der Wirbelsäule.

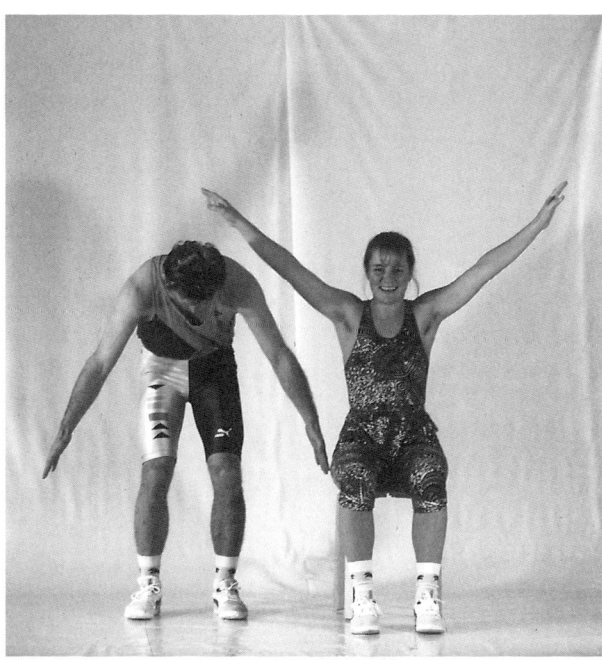

Hinweise   Atmung: Ausatmen, Arme dabei hinunterführen.
           Einatmen, die Arme wieder in Hochhalte führen.
           Bei der Durchführung im Stand: Hierbei kann die
           Bewegung schwunghafter durchgeführt werden,
           wobei die Betonung auf der Streckbewegung liegt.

Wirkungen Weitung des Brustkorbs.
Mobilisation der Wirbelsäule.

Variation Der Oberkörper bleibt aufrecht, und nur die Arme
werden an der Seite auf- und abwärts bewegt,
wobei die Handrücken nach oben zeigen.
In der Hochhalte werden sie aneinander gedrückt.

Wirkung Kräftigung der Schultermuskulatur.

Ausgang   Aufrechter Sitz oder Stand,
                 Hände sind am Hinterkopf angelegt,
                 Ellbogen weit auseinander.

Übung   In einer gleichmäßigen Bewegung drehen Sie Ihren
                 Oberkörper zur rechten Seite, rollen Ihre Wirbel-
                 säule langsam ab und neigen den linken Ellbogen in
                 Richtung des rechten Knies.

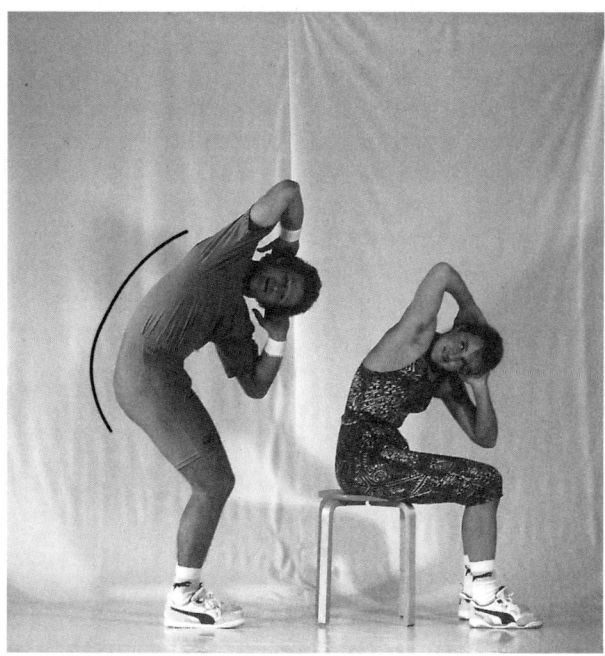

Abschließend wird die Wirbelsäule wieder
aufgerollt, erst die Lendenwirbelsäule, dann die
Brustwirbelsäule, zum Schluß wird der Kopf
aufgerichtet.

Hinweise   Schultern nicht hochziehen.
             Ellbogen weit auseinander.
             Atmung: Ausatmen, Ellbogen zum Knie führen.
             Einatmen, Oberkörper wieder aufrichten.
             Bei der Durchführung im Stand:
             Neigen Sie den Ellbogen nur so weit in Richtung
             des Knies, daß Ihr Rücken rund bleiben kann und
             Sie nicht das Gesäß nach hinten herausschieben
             müssen.

Wirkungen   Mobilisation der Wirbelsäule.
             Dehnung der seitlichen Rumpfmuskulatur.

Variation 1 Wie vorangegangene Übung, jedoch wird beim
Zusammenführen gleichzeitig das rechte Knie mit
angehoben.

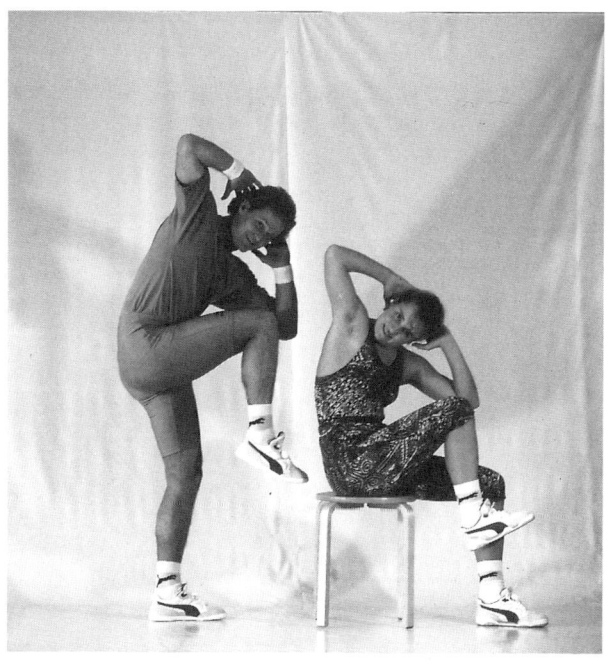

Hinweis Atmung: Ausatmen, Ellbogen zum Knie führen.
Einatmen, Oberkörper wieder aufrichten.

Bei der Durchführung im Stand:
Das Standbein wird leicht gebeugt.
Den Körper in Spannung bringen, besonders
Bauch- und Gesäßmuskulatur, um nicht aus dem
Gleichgewicht zu kommen.

Variation 2   Aus der Hochhalte wird jeweils ein Ellbogen zum
angehobenen Gegenknie geführt. Der andere Arm
bleibt in Hochhalte.

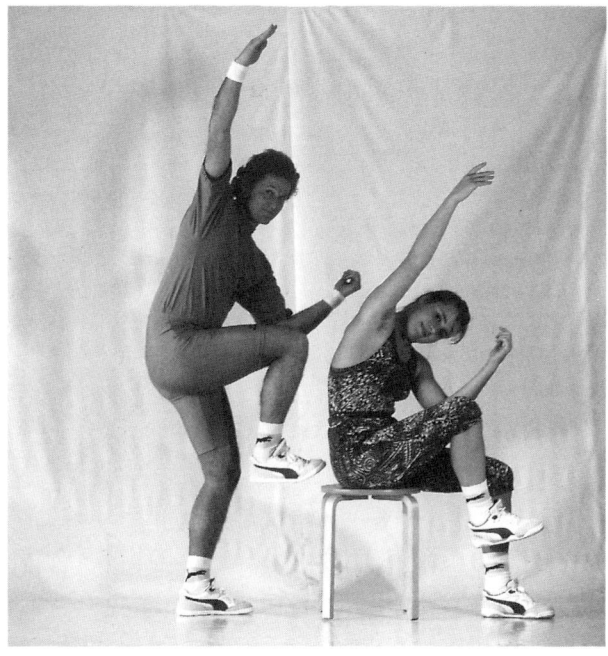

Bei Durchführung im Stand:
Das Standbein wird beim Zusammenführen leicht
gebeugt.
Spannung in Bauch und Gesäß.

Seitneigung

Ausgang   Aufrechter Sitz oder Stand, Arme neben dem
          Körper.

Übung   Den Kopf auf eine Schulter neigen und die Wirbel-
          säule weiter seitwärts abrollen.

 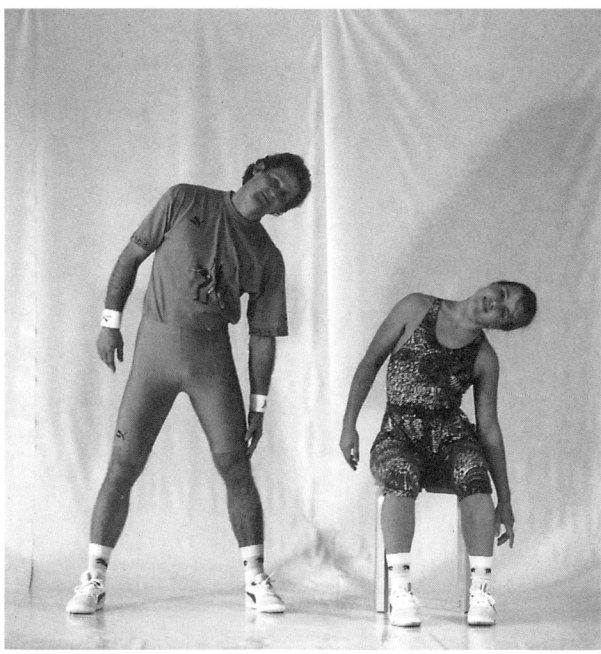

Die Aufrollbewegung erfolgt in umgekehrter
Reihenfolge: erst die Lendenwirbelsäule, dann
die Brustwirbelsäule und zum Schluß den Kopf
aufrichten.

Hinweise	Der Oberkörper bleibt in einer Ebene, nicht die Hüfte nach vorn oder hinten abkippen, d. h. Bauch und Gesäß anspannen. Stellen Sie sich zwei Wände vor, die sich dicht vor und hinter Ihrem Oberkörper befinden. Nur dazwischen dürfen Sie sich bewegen. Weichen Sie aus, ›stoßen Sie an eine der Wände‹. Der Blick bleibt nach vorn gerichtet.
	Bei Durchführung im Stand: Für einen sicheren Stand wird die Grätschstellung eingenommen. Die Hüfte bleibt aufrecht, sie wird nicht zur Seite herausgeschoben. Denken Sie hierbei besonders an das ›Wandbeispiel‹.
Wirkungen	Mobilisation der Wirbelsäule. Dehnung der seitlichen Rumpfmuskulatur.

Variation 1   Im Sitzen und Stand

Zur Verstärkung der Dehnung wird der obere Arm
in Verlängerung des Rumpfes ausgestreckt.

Hinweis   Den oberen Arm zurückziehen.

Variation 2   Wie Übung ›Seitneigung‹, die Hände liegen jedoch
am Hinterkopf an.

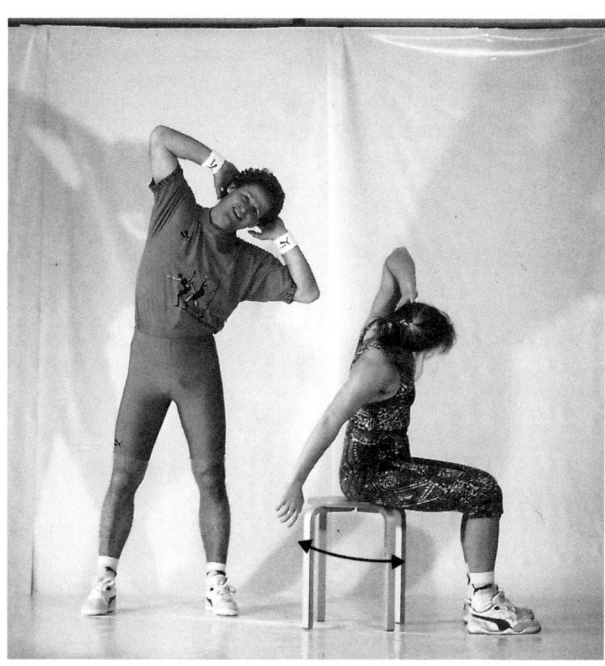

Hinweise   Den oberen Ellbogen zurückziehen. Oberkörper
und Kopf in einer Ebene lassen, nicht verdrehen.
In der Seitneigung kann der untere Arm vom
Hinterkopf gelöst und locker vor- und rückwärts
geschwungen werden.

198

Variation 3 Nur im Stand:

Ausgang Das rechte Bein wird gestreckt hinter dem linken, gebeugten Bein verschränkt, beim Seitenwechsel das linke Bein hinter dem rechten aufsetzen.

Übung Die Wirbelsäule wird zur linken Seite abgerollt, zur Verstärkung der Dehnung wird der rechte Arm in
▲ Verlängerung des Rumpfes ausgestreckt.

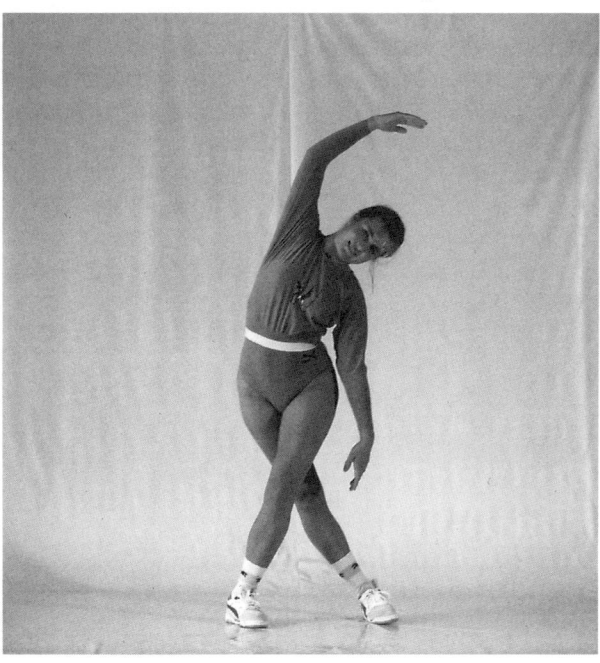

Variation 4

Ausgang   Grätschstand, der rechte Arm wird aus der Hochhalte heraus nach hinten abgewinkelt, die linke
Hand greift von oben den rechten Ellbogen und
zieht den Oberarm so weit wie möglich zum Kopf.

Übung   Die Wirbelsäule wird wie in Übung ›Seitneigung‹
zur linken Seite abgerollt.

Hinweise   Der Blick bleibt nach vorn gerichtet.
Hüfte aufrecht lassen, d. h. Bauch- und Gesäßmuskulatur anspannen.

Wirkung   Verstärkte Dehnung der seitlichen Rumpfmuskulatur.

Ausgang   Aufrechter Sitz oder Grätschstand,
Arme neben dem Körper.

Übung   Spannen Sie die Bauch- und Gesäßmuskulatur an,
und neigen Sie Ihren Oberkörper mit geradem
Rücken nach vorn.

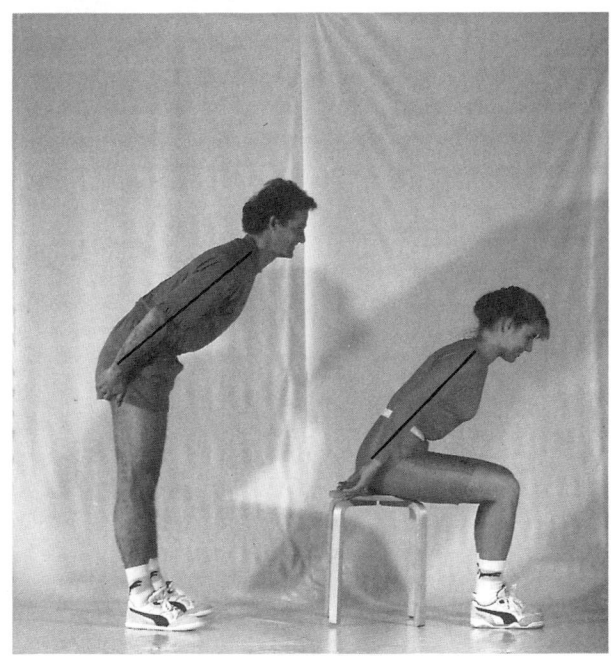

Neigen Sie sich so weit nach vorn, daß Ihr gesamter
Rücken gerade bleiben kann.
Nachdem Sie diese Position einige Sekunden
gehalten haben, kehren Sie langsam zur Ausgangsstellung zurück.

201

Hinweise   Bis das Körpergefühl für einen geraden Rücken
            vorhanden ist, kontrollieren Sie Ihre Bewegung
            durch Auflegen der Hände auf Brust und Bauch.
            Kopf bleibt in Verlängerung der Wirbelsäule.
            Bauch- und Gesäßmuskulatur anspannen.

Wirkung   Kräftigung der Rückenmuskulatur.

Variation 1 Ausgangsstellung wie Übung auf Seite 201,
            die Hände werden jedoch am Hinterkopf angelegt,
            die Ellbogen sind weit auseinander,
            Schulterblätter zur Wirbelsäule ziehen.

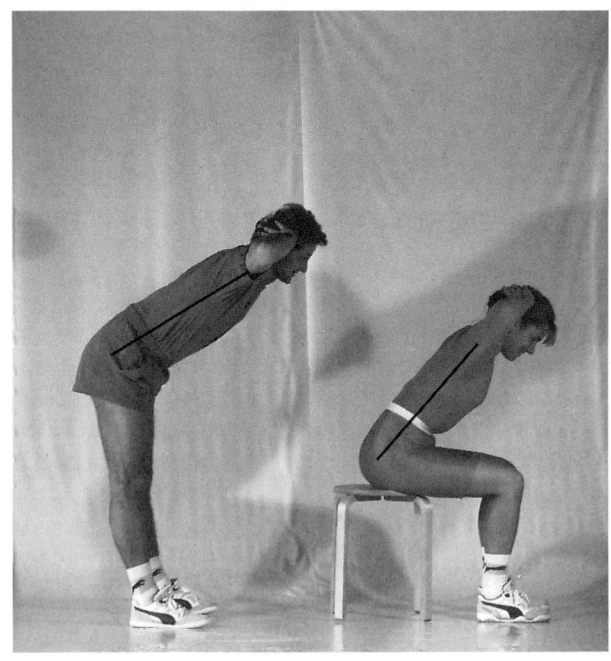

Variation 2 Wie Übung auf Seite 201, die Arme sind jedoch in Hochhalte.

Hinweis Achten Sie darauf, daß der Körper von den Händen bis zum Gesäß eine Linie bildet.

Wirkung Verstärkte Kräftigung der Rücken- und Schultermuskulatur.

Variation 3 Sie können auch wieder zur Ausgangsstellung zurückkehren, indem Sie die Auf- und Abrollbewegung der Wirbelsäule beachten, d. h., nachdem Sie die Übungsposition einige Sekunden gehalten haben, lassen Sie Ihren Rücken rund werden, angefangen bei der Halswirbelsäule über die Brustwirbelsäule und Lendenwirbelsäule, und rollen dann langsam die Wirbelsäule wieder auf.

Ausgang   Sie stehen bei leicht gebeugten Beinen mit dem
           Rücken an eine Wand gelehnt.

Übung   Drücken Sie Ihren gespannten Rücken vom Gesäß
           bis zum Kopf gegen die Wand.

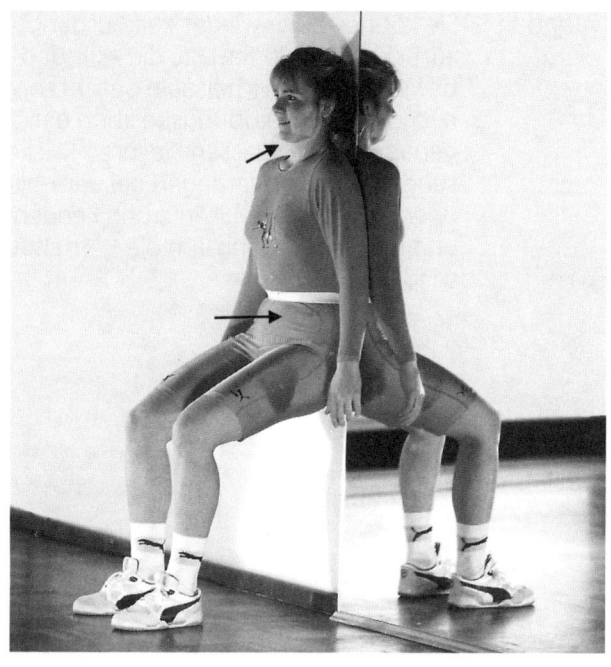

Hinweis   Die Schultern und die Lendenwirbelsäule sollten
           auch die Wand berühren.

Wirkung   Kräftigung der Rückenmuskulatur.

Übungen zur Stärkung der Halswirbelsäule

Ausgang   Aufrechter Sitz oder Stand, die Hände verschränkt
           auf dem Brustbein, das Kinn ist zurückgeschoben.

Übung   Schieben Sie Ihr Kinn wie auf einer Schiene
           langsam weit nach vorn und wieder so weit zurück,
           als hätten Sie ein Doppelkinn.

■ ●

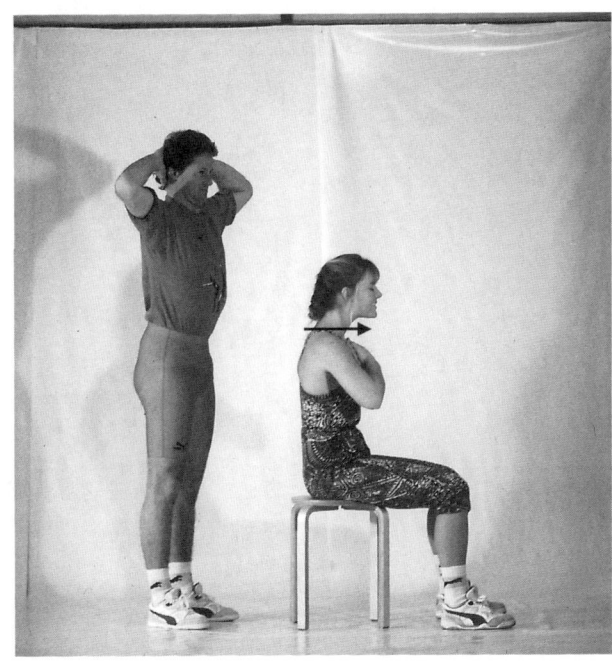

Hinweise   Schauen Sie nach vorn. Oberkörper nicht bewegen.

Wirkungen   Kräftigung der Nackenmuskulatur.
            Mobilisation der Halswirbelsäule.

Variation   Übung wie oben, Hände am Hinterkopf. Zurück-
            schieben des Kopfes gegen Widerstand der Finger.

Ausgang   Aufrechter Sitz oder Stand, das Kinn ist gerade
           zurückgeschoben, die Arme hängen neben dem
           Körper.

Übung   Drehen Sie Ihren Kopf langsam zur Seite,
           und schauen Sie über Ihre Schulter.

▲ ■

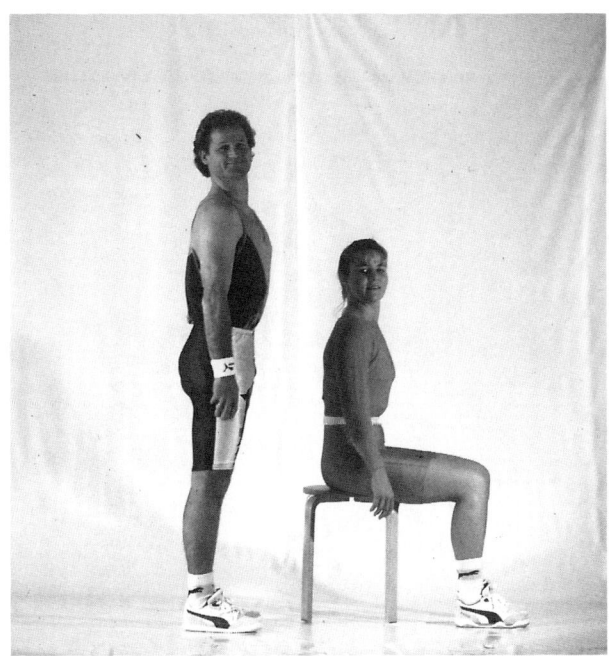

Hinweise   Verfolgen Sie mit Ihren Augen eine gedachte Linie.
           Schultern nicht mitdrehen.

Wirkungen Dehnung der seitlichen Halsmuskulatur.
           Kräftigung der Nackenmuskulatur.

Variation   Mit dem Blick über die Schulter bewegen Sie das
            Kinn langsam auf und ab.

▲ ●

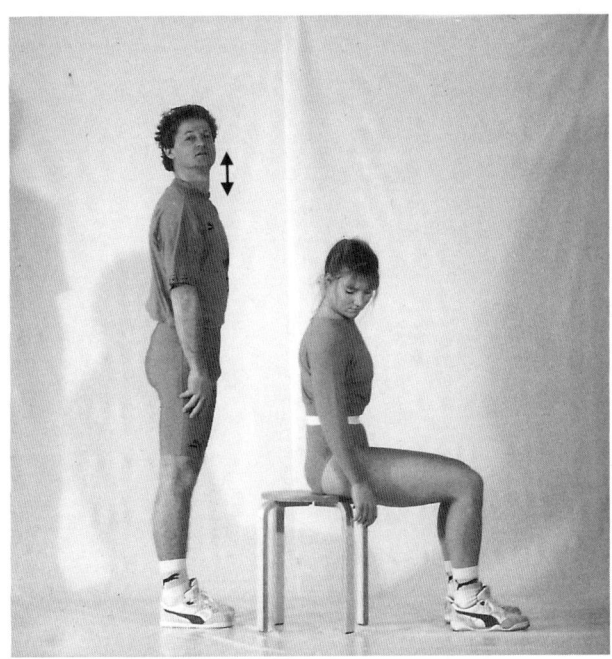

Wirkung   Dehnung der seitlichen Halsmuskulatur.
           Mobilisation der Halswirbelsäule.

Ausgang   Aufrechter Sitz oder Stand, die Arme hängen
           neben dem Körper.

Übung   Neigen Sie Ihren Kopf abwechselnd langsam zur
           rechten und linken Schulter, und halten Sie diese
           Position einige Sekunden.

● ▲

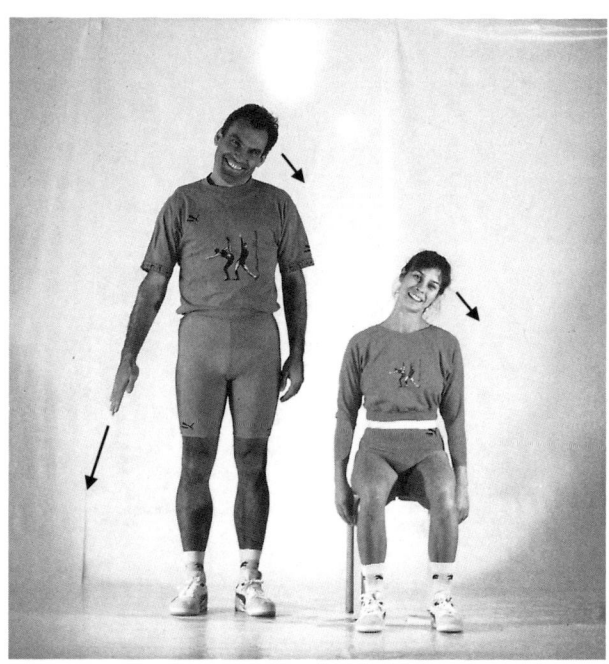

Hinweise   Nicht die Schultern hochziehen.
           Oberkörper ruhig halten.
           Während der Übung müssen Sie Ihre beiden Ohren
           im Spiegel sehen können.

Wirkungen Dehnung der seitlichen Halsmuskulatur.
           Mobilisation der Halswirbelsäule.

Variation 1 Um die Dehnung zu verstärken, wird der Gegenarm schräg nach unten herausgezogen, so als zieht Sie jemand an der Hand.

Hinweis Oberkörper aufrecht lassen.

Variation 2 Zur Verstärkung der Variation 1 werden in der geneigten Position kleine Nickbewegungen mit dem Kopf ausgeführt.

Ausgang   Aufrechter Sitz oder Stand, eine Hand umfaßt
den Nacken.

Übung   Geben Sie mit der anderen Hand an verschiedenen
Stellen Widerstand, z. B. an der Stirn, über dem
Ohr, am Kinn. Fühlen Sie nun die Spannung in der
Nackenmuskulatur.

■

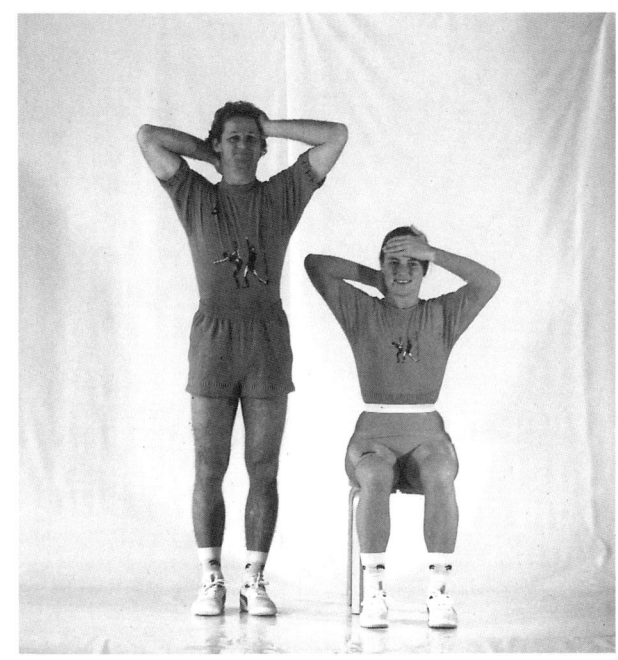

Hinweise   Kopf bleibt aufrecht.
Schultern nicht hochziehen.

Wirkung   Kräftigung der Nacken- und Halsmuskulatur.

210

Ausgang   Aufrechter Sitz oder Stand, das Kinn ist zur Brust
           geneigt.

Übung   In dieser Position den Kopf langsam drehen,
           so daß abwechselnd das rechte und linke Ohr zur
           Zimmerdecke zeigen.

 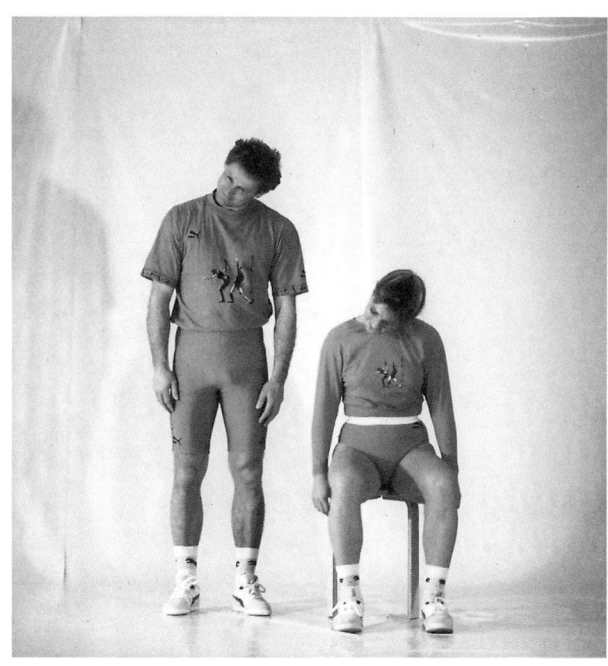

Wirkungen Dehnung der Nackenmuskulatur.
           Mobilisation der Halswirbelsäule.

Ausgang   Aufrechter Sitz oder Stand, das Kinn ist zur Brust
            geneigt.

Übung   Den Kopf aus dieser Position langsam aufrichten,
            dann das Kinn lang nach vorn schieben und
            langsam wieder zur Brust ziehen.

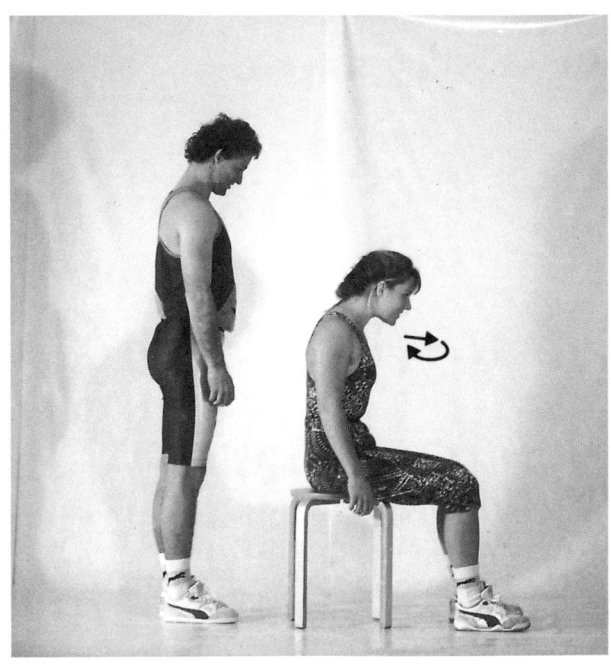

Hinweise   Die Kreisbewegung des Kinns ist auch in die andere
            Richtung möglich.
            Kopf dabei nicht in den Nacken nehmen.

Wirkung   Mobilisation der Halswirbelsäule.

212

Variation	Das Kinn beschreibt Halbkreise von der einen zur anderen Schulter.
Hinweis	Kopf nicht in den Nacken nehmen.
Wirkung	Dehnung der Halsmuskulatur.

Übungen zur Stabilisation der Wirbelsäule

Der folgende Abschnitt umfaßt komplexe, kräftigende Ganz-körperübungen.

Die Körperstatik wird durch sie gefördert bzw. wiederherge-stellt. Die Muskelpartien auf der Vorder- und Rückseite des Kör-pers, besonders des Rumpfes, müssen gleichzeitig arbeiten, um den Körper in den verschiedenen Übungspositionen stabil zu halten. Gemeinsam werden besonders folgende Muskel-gruppen beansprucht:

- Bauchmuskulatur und Hüftlendenmuskel zusammen mit der Gesäßmuskulatur und unteren Rückenmuskulatur sowie der ischiocruralen Muskulatur.

- Brustmuskulatur und vordere Schultermuskulatur zusam-men mit der rückwärtigen oberen Rücken- und hinteren Schultermuskulatur.

Es erübrigt sich, im folgenden für jede Übung die Wirkung zu beschreiben, da es sich bei jeder Übung um Ganzkörper-spannungen handelt.

- Bei jeder Übung ist auf eine gerade, aufgerichtete Wirbel-säule zu achten.

Folgende Fehlstellungen sollen vermieden werden:

- Das Kippen des Beckens durch mangelnde Bauch- und Ge-säßspannung sowie das ›Nach-vorn-Verlagern‹ und das Rund-werden des Schulterbereichs durch mangelnde Spannung der oberen Rücken- und Brustmuskulatur.

Es empfiehlt sich, zunächst mit Partnerhilfe zu arbeiten, wobei der Übende auf entsprechende Fehler hingewiesen wird, bis das Gefühl für die richtige Körperstatik, verbunden mit der richtigen Wirbelsäulen-Stellung (Haltung), vorhanden ist.

Beachten Sie bei den Übungsdurchführungen:

Nehmen Sie die Übungsposition langsam ein, und kehren Sie auch langsam wieder zur Ausgangsstellung zurück.

Die Übungsposition wird zunächst ca. 7 – 10 Sekunden gehalten (Haltezeit kann bis zu 20 Sekunden erweitert werden).

Führen Sie die Übungen genau und konzentriert aus. Ausweichbewegungen müssen vermieden werden. Verkürzen Sie lieber die Haltezeit, wenn Sie aus Kräftemangel die Übungsposition nicht mehr korrekt einnehmen können.

Denken Sie daran, den Kopf mit einzubeziehen, der in Verlängerung der Wirbelsäule gehalten wird.

Jede übung sollte bis zu 3× (später bis zu 5×) wiederholt werden.

Atmen Sie ruhig und gleichmäßig. Keine Preßatmung.

Um einseitiges Üben zu vermeiden, vergessen Sie bitte den Seitenwechsel von Armen und Beinen nicht.

Stabilisation aus der Rückenlage

Rumpfstütz,
Rumpfstütz auf Schultern und Füßen

Ausgang   Rückenlage, die Beine sind aufgestellt und in Hüftbreite gespreizt. Die Lendenwirbelsäule ist gegen
den Boden gedrückt. Die Arme liegen neben dem
Körper.

Übung   Zunächst das Gesäß anheben, dann die Wirbelsäule
weiter aufrollen, bis der Körper nur noch auf den
■   Schultern, Armen und Füßen ruht.

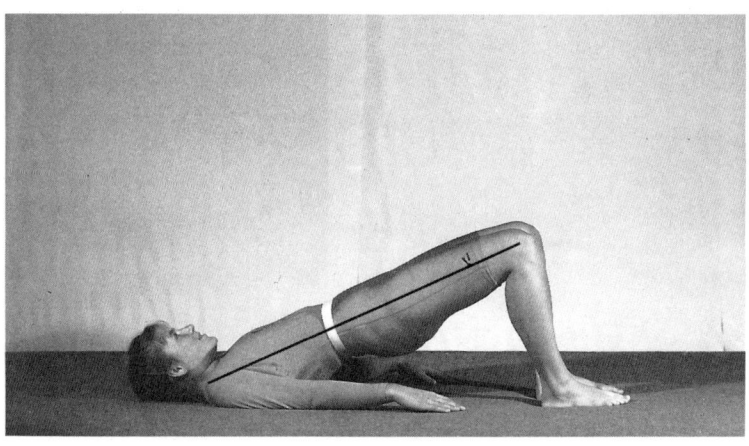

Langsam, Wirbel für Wirbel, wieder zurückrollen,
d. h. erst die Brustwirbelsäule, dann die Lendenwirbelsäule, zum Schluß das Gesäß ablegen.

Hinweise   Der Körper bildet von den Schultern bis zu den
            Knien eine gerade Linie, d. h. nicht ins Hohlkreuz
            kommen, das Becken aber auch nicht nach unten
            kippen.
            Den ganzen Körper in Spannung bringen, beson-
            ders Bauch- und Gesäßmuskulatur anspannen
            (Vorstellung, mit dem Po ein 5-DM-Stück festhalten
            zu wollen).
            Füße am Boden lassen.

Variationen Die Variationen sind für Geübte geeignet, die die
            Übungsposition mehrere Sekunden halten können.
            Die Arme können beim Halten der Übungsposition
            wie folgt bewegt werden. Wichtig ist hierbei,
            daß sie bis in die Fingerspitzen angespannt sind,
            so wie der übrige Körper auch angespannt ist.

            1 Arme langsam auf- und abwärts bewegen
              (einzeln, gemeinsam, gegengleich).

            2 Arme liegen in der Seithalte, Arme seitwärts
              anheben und langsam auf- und abwärts
              bewegen.

            3 Arme leicht anheben, in der Seithalte oder
              neben dem Körper, und langsam kreisen lassen,
              ein- und auswärts.

Erschwerter Rumpfstütz

Ausgang
Für Geübte
Wie Übung ›Rumpfstütz‹.

Übung
■
Ist die Übungsposition eingenommen,
wird ein Bein angehoben und in Verlängerung
des Rumpfes ausgestreckt, Fersenschub.

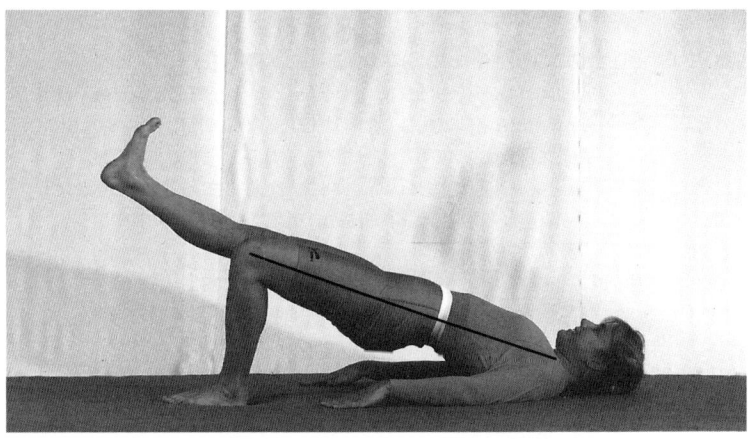

Hinweise
Den ganzen Körper in Spannung bringen.
Das Becken stabil halten, nicht nach unten kippen
lassen (d. h. Spannung in Bauch und Gesäß).
Der Körper bildet von den Schultern bis zum
angehobenen Bein eine Linie.

Variationen 1 Den Fuß des angehobenen Beines beugen und
strecken oder kreisen lassen.

2 Das angehobene Bein langsam auf- und abwärts
bewegen.

3 Das angehobene Bein langsam kreisen lassen,
ein- und auswärts, wobei die Fußspitze ständig
zur Zimmerdecke zeigt.

4 Das angehobene Bein langsam nach außen und
wieder zurückführen. Die Fußspitze zeigt
ständig zur Decke.

Hinweise   Langsame und kleine Bewegungsausführung.
Das Becken stabil halten.

Rumpfstütz auf den Unterarmen

Ausgang   Rückenlage, Füße sind hüftbreit auseinander-
            gestellt. Die Unterarme liegen auf dem Boden und
            stützen den Oberkörper.

Übung   Bauch- und Gesäßmuskulatur anspannen, das
            Gesäß vom Boden lösen, so daß der Körper nur
■   noch auf den Füßen und Unterarmen ruht.

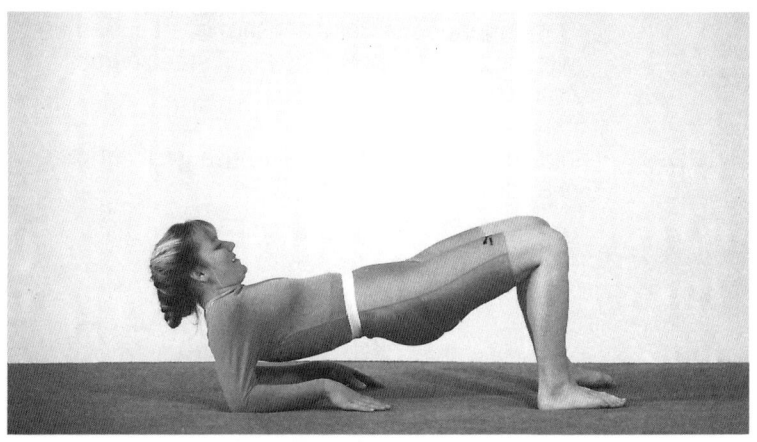

Hinweise   Der Körper bildet von den Schultern bis zu den
            Knien eine Linie.
            Schultern und Becken stabil halten, d. h. nicht
            absinken lassen.

220

Erschwerter Rumpfstütz
auf den Unterarmen

Für Geübte
Ausgangsstellung und Übung wie Übung
›Rumpfstütz auf den Unterarmen‹.
Ist die Übungsposition eingenommen, wird ein Bein
■ in Verlängerung des Rumpfes ausgestreckt,
Fersenschub.

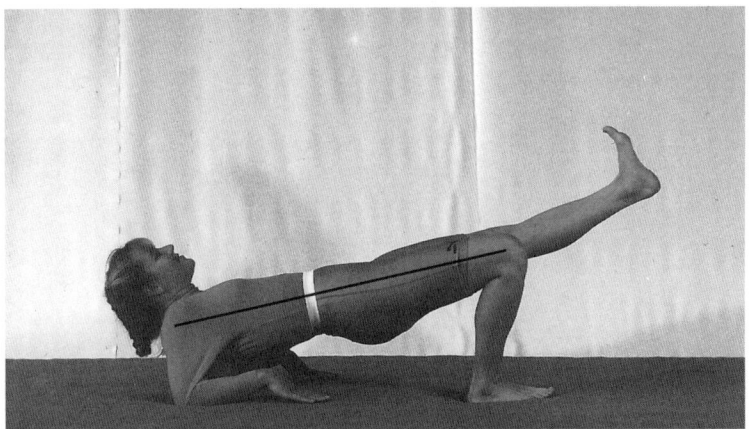

Hinweise   Becken und Schultergürtel nicht absinken lassen.
Der Körper bildet von der Schulter bis zum
ausgestreckten Fuß eine Linie.

Variationen 1 Das angehobene, ausgestreckte Bein langsam
etwas auf- und abwärts bewegen. Das Becken
dabei nicht nach unten kippen.

2 Das angehobene, ausgestreckte Bein wird
langsam abwechselnd gebeugt und gestreckt.

Rumpfstütz auf den Händen

Ausgang   Die Beine sind aufgestellt und hüftbreit geöffnet.
           Die Hände sind neben dem Gesäß auf dem Boden
           aufgestützt.

Übung   Bauch- und Gesäßmuskulatur anspannen und das
■   Gesäß bis zur Waagerechten anheben.

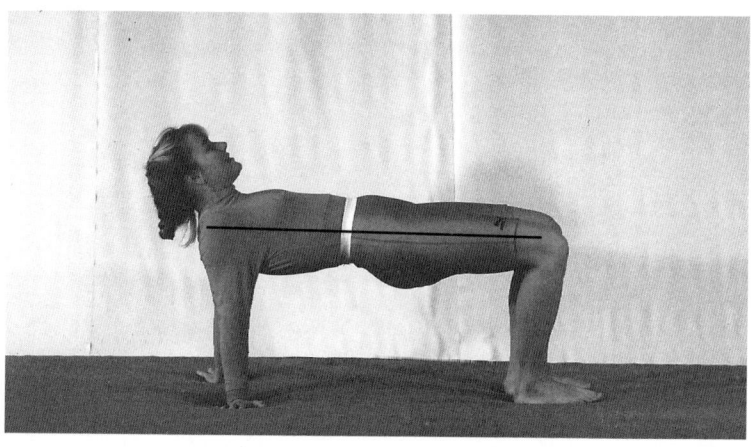

Hinweise   Der Körper bildet eine Linie von den Schultern bis
           zu den Knien.
           Schultergürtel und Becken nicht absinken lassen.
           Arme und Unterschenkel stehen senkrecht.

Erschwerter Rumpfstütz auf den Händen

Für Geübte
Ausgangsstellung und Übung wie Übung ›Rumpf-
stütz auf den Händen‹.
Ist die Übungsposition eingenommen, wird ein Bein
in Verlängerung des Rumpfes ausgestreckt,
Fersenschub.

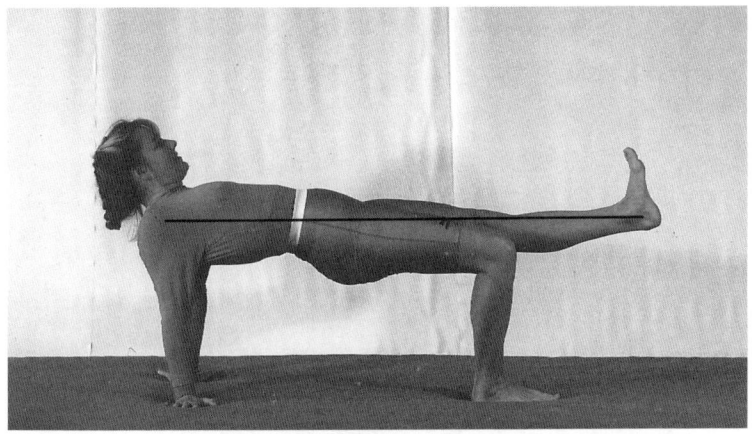

Hinweis   Das Bein maximal bis zur Waagerechten heben,
              dabei das Gesäß und den Schultergürtel nicht
              absinken lassen.

Variationen Nach Einnahme der oben beschriebenen Übungs-
              position kann das angehobene Bein bewegt
              werden.

Schulterfersenstütz,
einfacher Schulterfersenstütz

Ausgang   Rückenlage, Beine sind ausgestreckt, hüftbreit
gespreizt. Die Arme liegen neben dem Körper.

Übung   Den ganzen Körper in Spannung bringen, das
Gesäß dabei leicht vom Boden lösen. In dieser
Übungsposition verbleiben nur der Schultergürtel,
■   die Arme und die Fersen als Auflageflächen.

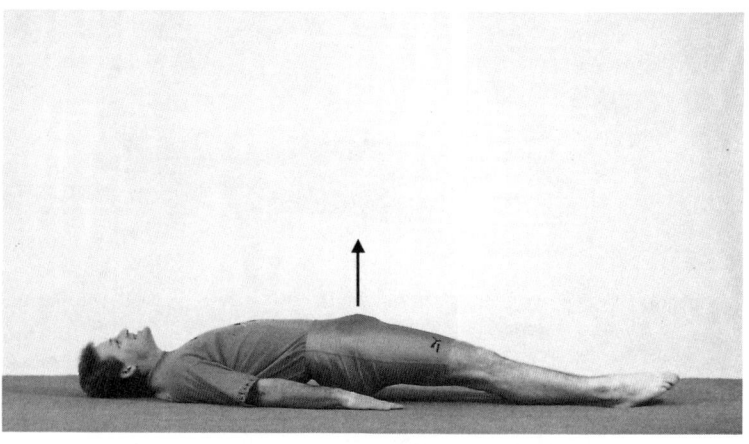

Hinweis   Der Körper sieht wie eine Brücke aus.

Variationen Nach Einnahme der oben beschriebenen Übungsposition können die Arme wie in den Variationen
1 – 3 auf Seite 217 bewegt werden.

224

Erschwerter Schulterfersenstütz

Für Geübte
Ausgangsstellung und Übung wie Übung ›Einfacher
Schulterfersenstütz‹.
Ist die Übungsposition eingenommen, wird ein Bein
leicht vom Boden angehoben.

■

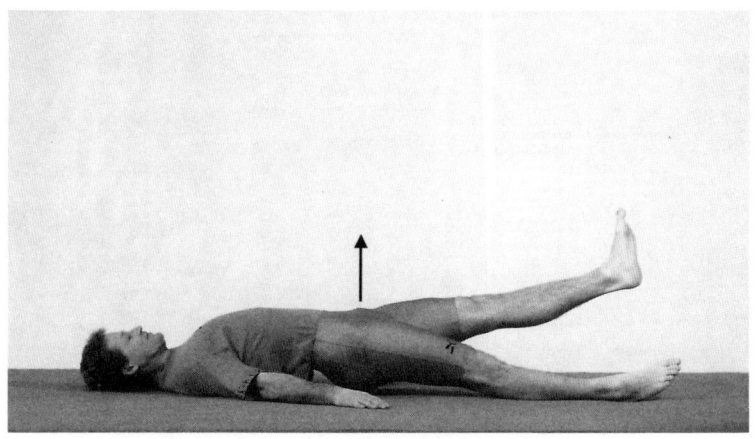

Hierzu sind die Variationen möglich,
die auf Seite 219 beschrieben sind.

Hinweis   Den ganzen Körper in Spannung halten.

Liegestütz rücklings,
Liegestütz rücklings auf den Unterarmen

Ausgang   Rückenlage, der Oberkörper ruht auf den
            aufgesetzten Unterarmen, die Beine sind aus-
            gestreckt und in Hüftbreite geöffnet.

Übung   Bauch- und Gesäßmuskulatur anspannen, das
            Gesäß vom Boden lösen. Der Körper ruht nun auf
■   den Unterarmen und Fersen.

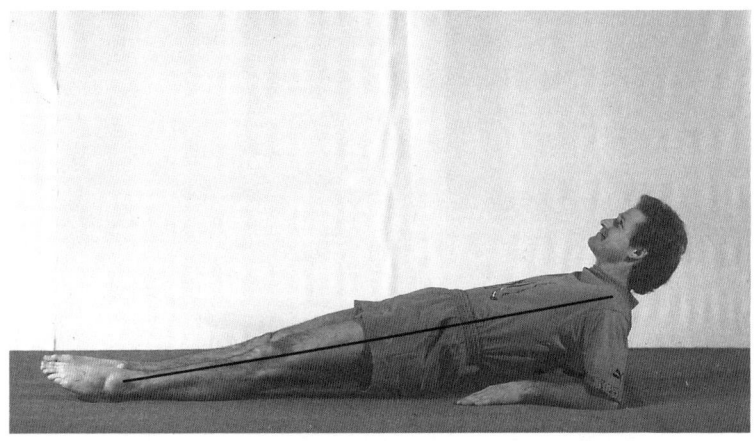

Hinweise   Der Körper bildet vom Schultergürtel bis zu den
            Fersen eine Linie.
            Schultergürtel und Becken nicht absinken lassen.
            Den ganzen Körper in Spannung halten.

226

Erschwerter Liegestütz rücklings
auf den Unterarmen

Für Geübte
Ausgangsstellung und Übung wie Übung ›Liegestütz rücklings‹.
Ist die Übungsposition eingenommen, wird ein Bein
leicht vom Boden gelöst und gehalten.

■

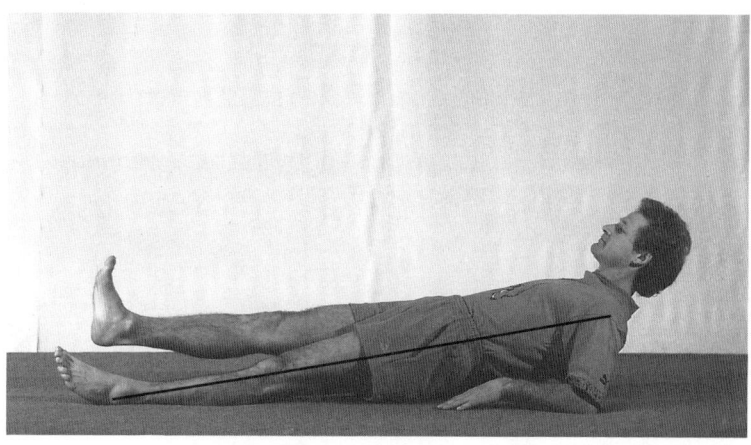

Hinweise   Den ganzen Körper wie ein Brett gespannt halten.
Mit Anheben des Beines nicht das Becken und den
Schultergürtel absinken lassen.

Variationen 1 Das angehobene, ausgestreckte Bein wird langsam auf- und abwärts bewegt, ohne daß das
Becken absinkt.

2 Das angehobene, ausgestreckte Bein wird langsam nach außen und wieder zurückgeführt.

3 Das angehobene, ausgestreckte Bein beschreibt
kleine Kreise, ein- und auswärts.

4 Das angehobene Bein wird langsam gebeugt und
wieder gestreckt.

Hinweise   Schultergürtel und Becken stabil halten, nicht
nach unten absinken lassen.
Kleine, langsame und kontrollierte Bewegungsausführung.

Liegestütz rücklings

Ausgang   Langsitz, die Beine in Hüftbreite geöffnet, die Hände stützen sich neben dem Gesäß am Boden auf, die Fingerspitzen zeigen nach vorn.

Übung   Bauch-, Gesäß- und Schulterblattmuskulatur anspannen, das Gesäß vom Boden lösen, so daß der Körper nur auf den Händen und Fersen ruht.

■

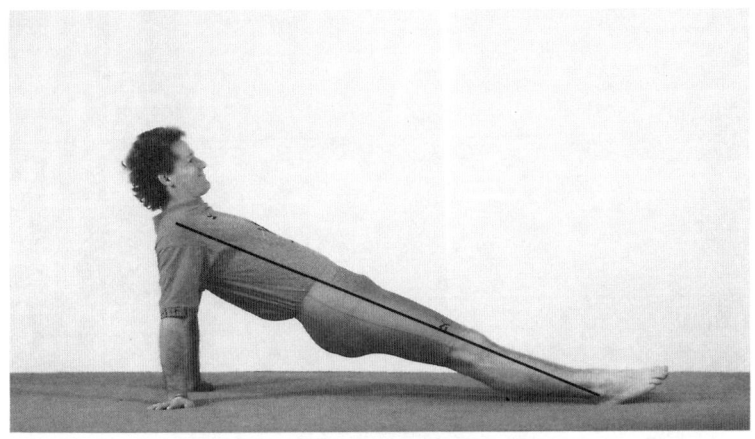

Hinweise   Der Körper bildet von den Schultern bis zu den Füßen eine Linie, er ist gespannt wie ein Brett. Schultergürtel und Becken nicht absinken lassen. Ellbogen *leicht* gebeugt halten.

Erschwerter Liegestütz rücklings

Für Geübte
Ausgangsstellung und Übung wie Übung ›Liegestütz rücklings‹.
Ist die Übungsposition eingenommen, wird ein Bein
etwas vom Boden gelöst und gehalten.

■

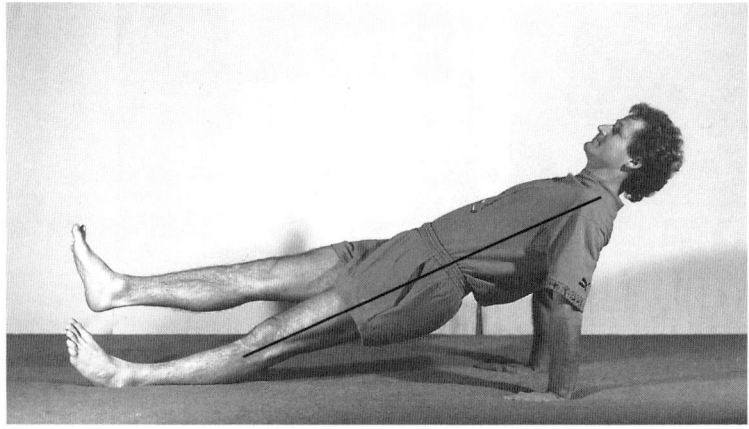

Hinweise   Den ganzen Körper in Spannung halten.
Mit Anheben des Beines nicht das Becken und den
Schultergürtel absinken lassen.

Variationen Geübte, die in der Lage sind, diese Übungsposition
über einige Sekunden zu halten, können die
Variationen 1 – 4 verwenden, die auf Seite 228
beschrieben sind.

Stabilisation aus der Bauchlage

Liegestütz vorlings,
Liegestütz vorlings auf den Unterarmen

Ausgang   Bauchlage, der Oberkörper ruht auf den auf-
           liegenden Unterarmen. Die Beine sind in Hüft-
           breite geöffnet, die Zehen aufgestellt.

Übung   Bauch-, Gesäß- und Schultermuskulatur
           anspannen, die Rumpfvorderseite vom Boden
           lösen, so daß der Körper nur auf den Unterarmen
■   und Zehen ruht.

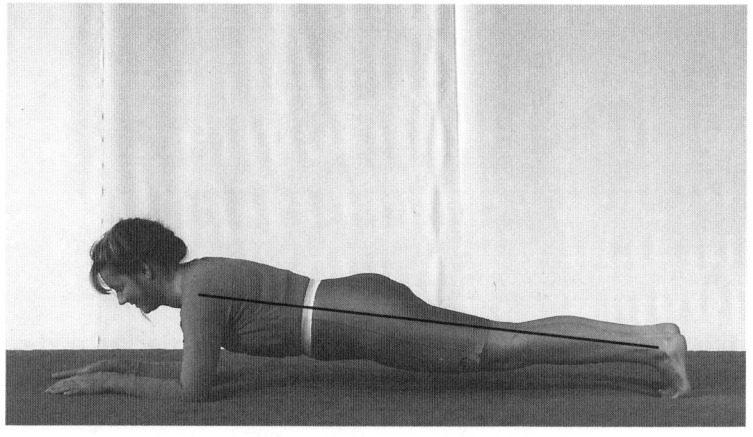

Hinweise   Der Körper bildet von den Schultern bis zu den
           Füßen eine Linie.
           Becken und Schultergürtel nicht absinken,
           ›durchhängen‹ lassen.

Erschwerter Liegestütz vorlings,
auf den Unterarmen

Für Geübte
Ausgangsstellung und Übung wie Übung ›Liege-
stütz vorlings‹.
Ist die Übungsposition eingenommen, wird ein Bein
leicht vom Boden gelöst und gehalten,
Fersenschub.

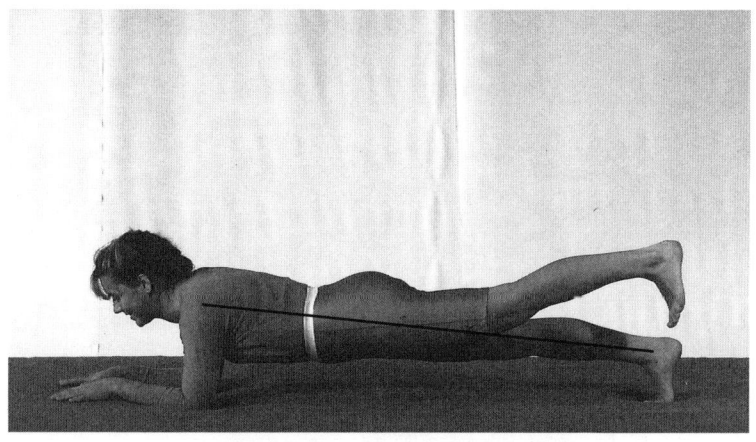

Hinweis   Beim Anheben des Beines nicht das Becken und
den Schultergürtel absinken lassen.

Variationen Geübte, die diese Übungsposition einige Sekunden halten können, können folgende Varianten verwenden:

1 Das angehobene, gestreckte Bein wird langsam auf- und abwärts bewegt, Fersenschub.

2 Das angehobene, gestreckte Bein wird langsam nach außen und wieder zurückgeführt. Die Fußspitze zeigt nach unten, Fersenschub.

3 Das angehobene, gestreckte Bein beschreibt langsam kleine Kreise, ein- und auswärts. Fußspitze zeigt nach unten.

4 Das angehobene Bein wird langsam gebeugt und wieder gestreckt, das Bein dabei nicht ausdrehen.

Hinweise Den gesamten Körper wie ein Brett gespannt halten.
Während der Beinbewegung das Becken und den Schultergürtel nicht absinken lassen.
Kleine, langsame und kontrollierte Bewegungsausführung.

Liegestütz vorlings

Ausgang   Bauchlage, die Hände stützen sich neben den
          Schultern am Boden auf, die Fingerspitzen sind
          leicht zueinander gedreht. Die Beine sind in Hüft-
          breite geöffnet, die Zehen sind aufgestellt.

Übung   Bauch-, Gesäß- und Schultermuskulatur anspannen
          und sich langsam in die Liegestützstellung hoch-
■   drücken, bei der der Körper nur von den Händen
          und Füßen gehalten wird.

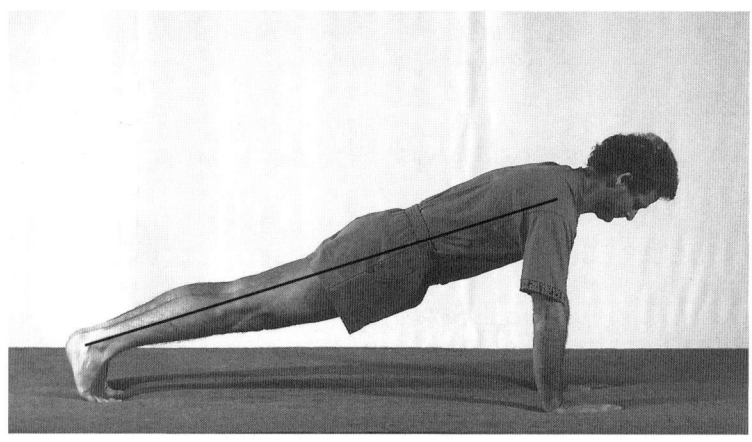

Hinweis   Den ganzen Körper wie ein Brett gespannt halten,
          so daß er eine Linie von den Schultern bis zu den
          Füßen bildet.

Erschwerter Liegestütz vorlings

Für Geübte
Ausgangsstellung und Übung wie Übung ›Liege-
stütz vorlings‹.
Ist die Übungsposition eingenommen, wird ein Bein
leicht vom Boden gelöst und gehalten,
Fersenschub.

■

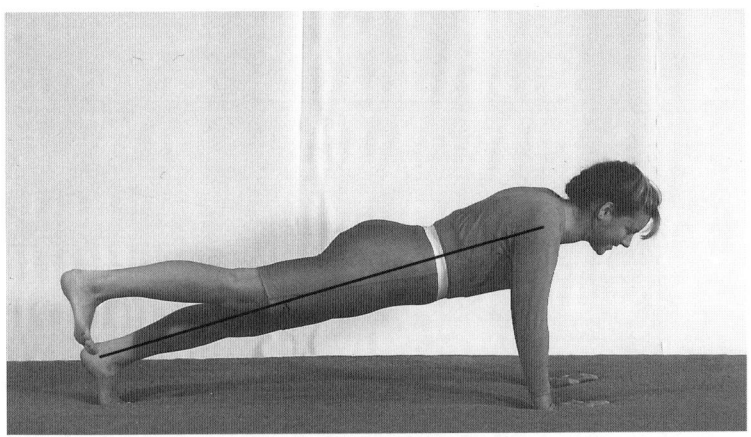

Hinweis   Beim Anheben des Beines Becken und Schulter-
             gürtel nicht absinken lassen.

Variationen Geübte können das angehobene Bein so bewegen,
             wie es auf Seite 233 angegeben ist.

             Zusätzlich ist noch folgende Variante möglich:
             Das angehobene Bein unter dem Körper beugen
             und wieder strecken.

Erschwerter Liegestütz vorlings auf einer Hand

Für Geübte
Ausgangsstellung und Übung wie Übung
›Erschwerter Liegestütz‹.
Ist die Übungsposition eingenommen,
wird ein Arm in Verlängerung des Rumpfes lang
ausgestreckt.

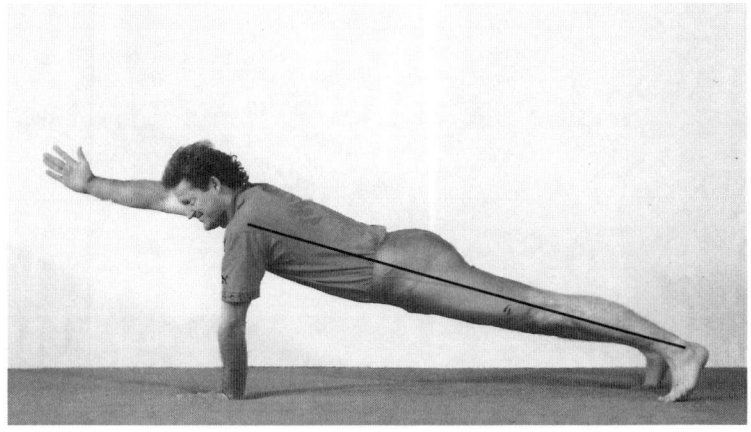

Hinweise Zur Erleichterung wird die Stützhand direkt unter
den Oberkörper gesetzt.
Den Körper wie ein Brett gespannt halten,
um das Gleichgewicht zu halten.

Stabilisation aus der Seitlage

Seitstütz, Seitstütz auf dem Unterarm

Ausgang   Seitlage, der Oberkörper ruht auf dem auf-
gestützten Unterarm. Das obere Bein liegt leicht
versetzt vor dem unteren.

Übung   Den ganzen Körper in Spannung bringen und
sich langsam in den Seitstütz hochdrücken,
so daß der Körper nur vom Unterarm und
■   den Füßen getragen wird.

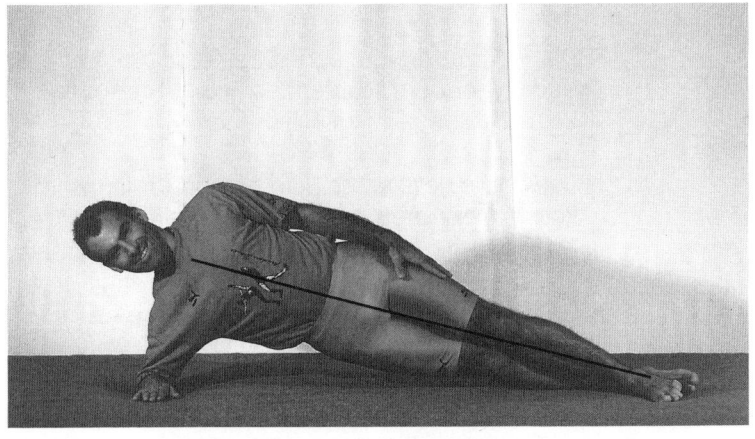

Hinweise   Den Körper wie ein Brett spannen, um sich im
Gleichgewicht zu halten.
Becken und Schultergürtel nicht absinken lassen.
Schulterblätter an die Wirbelsäule ziehen.
Der stützende Arm steht nahezu senkrecht.

Variationen für Geübte Für Geübte, die in der Lage sind, diese Übungsposition über mehrere Sekunden zu halten, gibt es folgende Variationen:

1 Den oberen Arm in Verlängerung des Rumpfes nach oben ausstrecken.

2 Das obere Bein wird seitwärts etwas angehoben und gehalten. Die Fußspitze zeigt nach vorn, Fersenschub.

3 Das angehobene Bein wird seitwärts langsam auf- und abwärts bewegt.

4 Der Fuß des angehobenen Beines wird vor und hinter dem stützenden Fuß aufgetippt. Die Hüfte dabei nicht mitdrehen.

5 Das obere gestreckte Bein beschreibt langsam kleine Kreise, vor- und rückwärts. Die Fußspitze zeigt ständig nach vorn, Hüfte nicht mitdrehen.

6 Das obere angehobene Bein wird langsam gebeugt und wieder gestreckt.

Hinweise Während der Beinbewegung die gleiche Beckenseite ruhig halten.
Kleine, langsame und kontrollierte Bewegungsausführung.
Schultergürtel und Becken nicht absinken lassen.

Seitstütz auf der Handfläche

Ausgang   Seitlage, die untere Hand stützt sich senkrecht am
           Boden auf. Das obere Bein liegt leicht versetzt vor
           dem unteren.

Übung   Den ganzen Körper anspannen und sich langsam in
           den Seitstütz hochdrücken, so daß der Körper nur
■   von der Hand und den Füßen getragen wird.

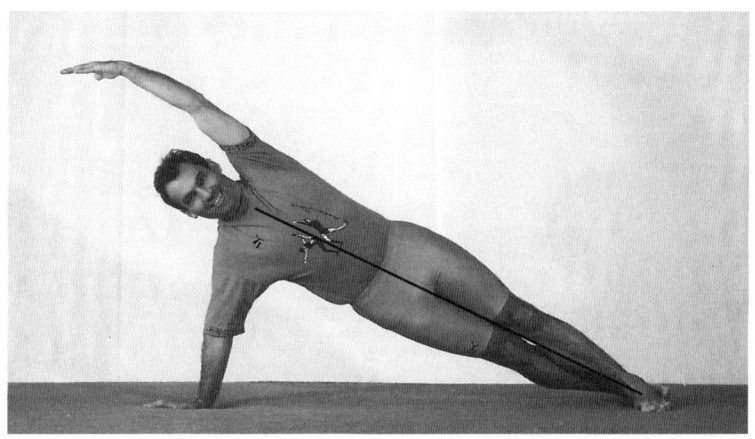

Hinweise   Der Körper bildet vom Kopf bis zu den Füßen eine
           Linie.
           Der obere Arm kann in Verlängerung des Rumpfes
           ausgestreckt werden.
           Schultergürtel und Becken nicht absinken lassen.

Variationen Geübte, die diese Übungsposition über einige
für Geübte Sekunden halten können, können die Variationen
           anwenden, die in ›Seitstütz auf dem Unterarm‹
           2 – 6 aufgeführt sind.

Übungskombinationen

Sie können viele der in diesem Kapitel genannten Übungen miteinander kombinieren, indem Sie sie durch Drehung um die Körperlängsachse hintereinander durchführen.

Als Beispiel soll eine Bildfolge dienen, die nur eine Möglichkeit von vielen wiedergibt.

Ausgang

■ Liegestütz vorlings, Beinanheben

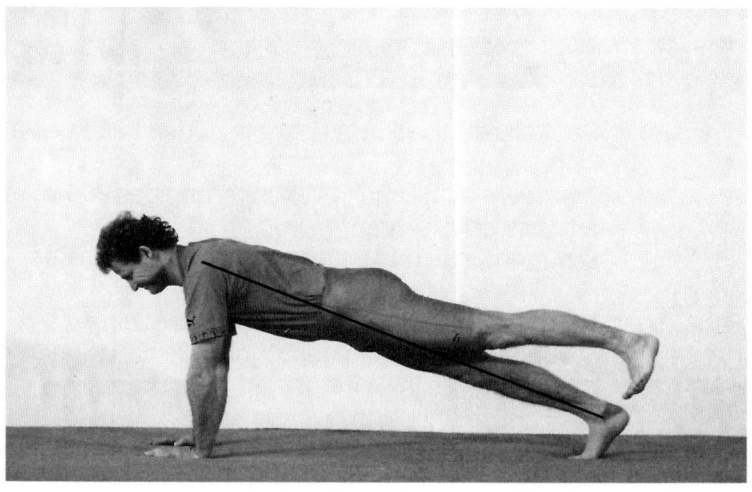

■ ¼-Drehung in den Seitstütz

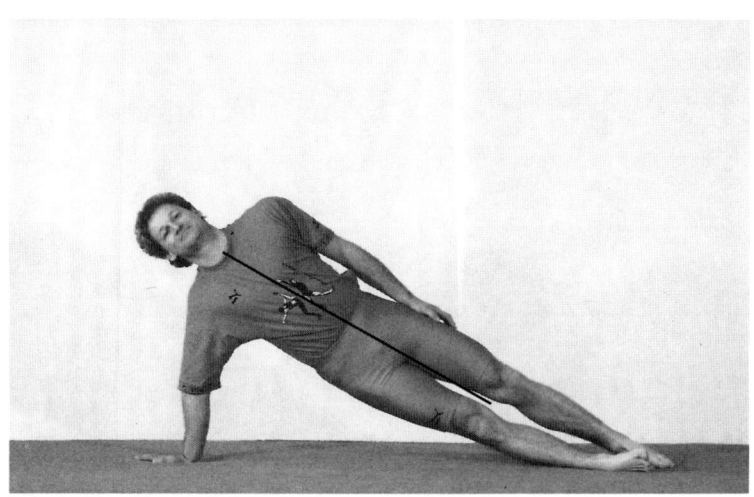

■ Weitere ¼-Drehung in den Liegestütz rücklings

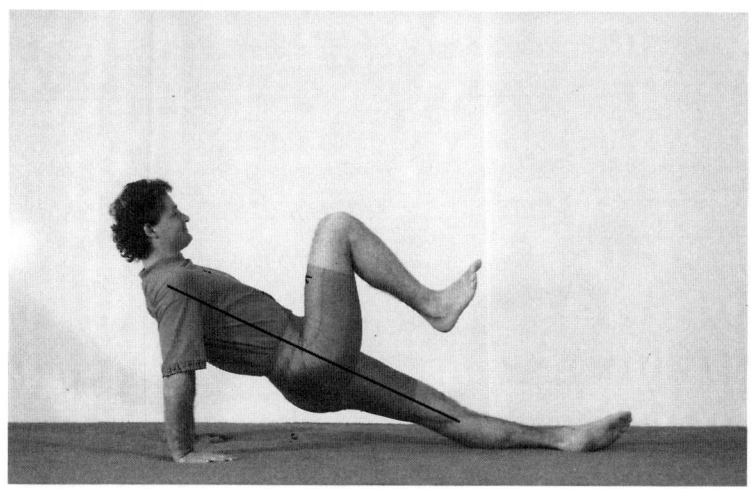

■ Bein beugen und strecken
Weitere ¼-Drehung in den Seitstütz

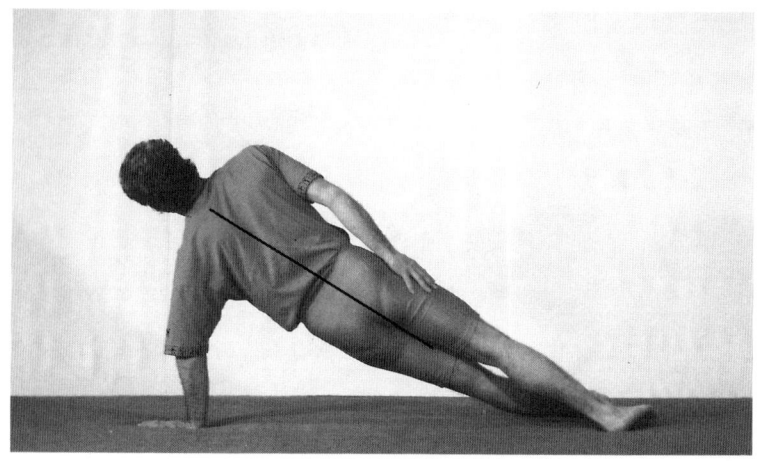

■ Oberes Bein auf- und abwärts bewegen
Weiterdrehen in Liegestütz vorlings

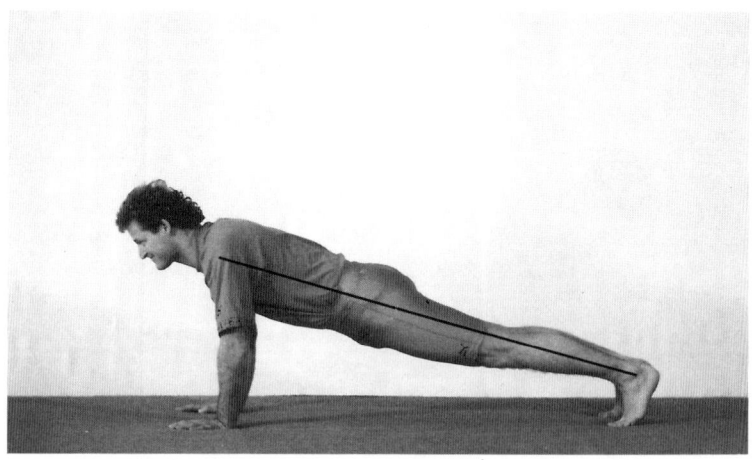

Wirbelsäulen-Tips
für den Alltag

Tätigkeiten im Haushalt

Bei der Hausarbeit ist es oft nicht einfach, eine rückenschonende Haltung einzunehmen.

Wenn Sie jedoch die folgenden Ratschläge beachten, können Sie Ihren Rücken vor falschen Belastungen schützen. Alle Tätigkeiten, sowohl im Sitzen als auch im Stehen, werden möglichst mit geradem Rücken ausgeführt. Lernen Sie, sich selbst zu beobachten, um somit Ihre Haltung kontrollieren und korrigieren zu können.

Staubsaugen

Verwenden Sie einen Staubsauger mit einem langen Saugrohr, das es Ihnen möglich macht, bei der Arbeit aufrecht zu stehen.
Gehen Sie in die Schrittstellung, und verlagern Sie das Gewicht auf das vordere gebeugte Bein.

Beim Saugen unter dem Bett oder Schrank knien Sie sich hin.

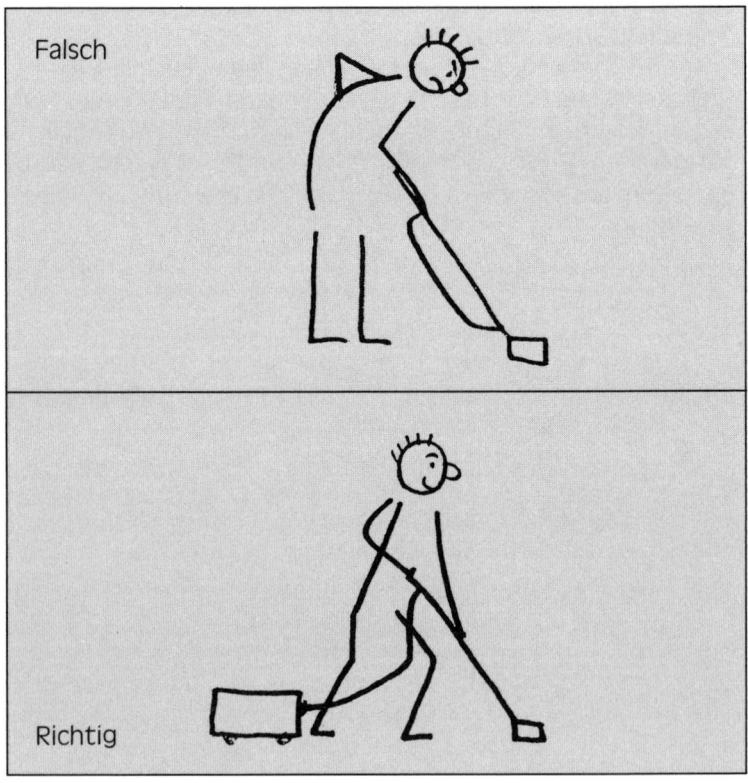

Falsch

Richtig

Bügeln

Wählen Sie für diese Arbeit ein höhenverstellbares Bügelbrett, damit Sie aufrecht stehen können.

Zur weiteren Entlastung stellen Sie abwechselnd Ihre Beine auf eine kleine Fußbank.

Wenn Sie bevorzugt im Sitzen bügeln, gilt auch hier: Rücken gerade halten.

Der Wäschekorb wird nicht auf den Boden, sondern in gut erreichbarer Höhe auf einen Hocker gestellt, um ein ständiges Bücken zu vermeiden.

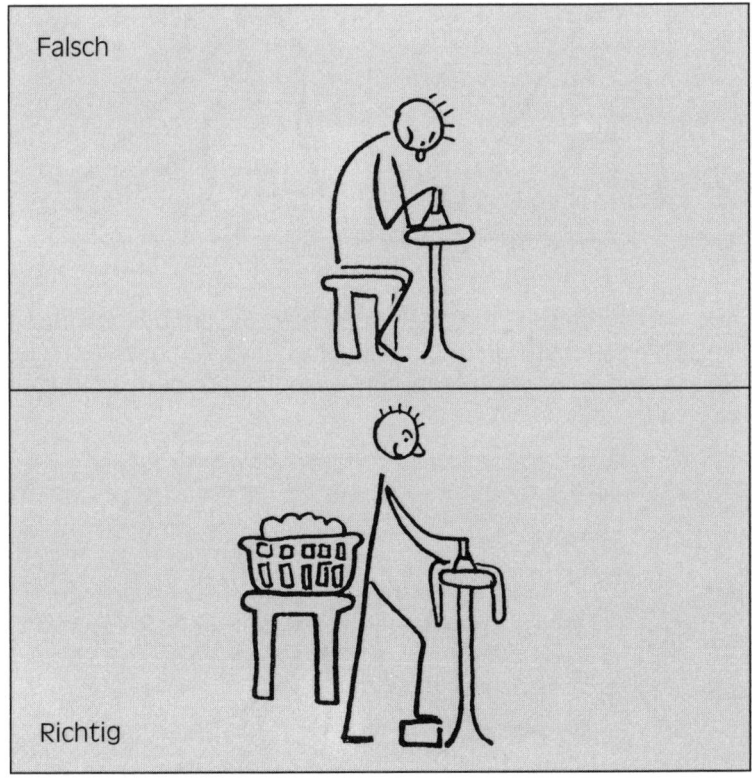

Falsch

Richtig

Wischen und Fegen

Für das Bodenwischen und Fegen gilt derselbe Tip.

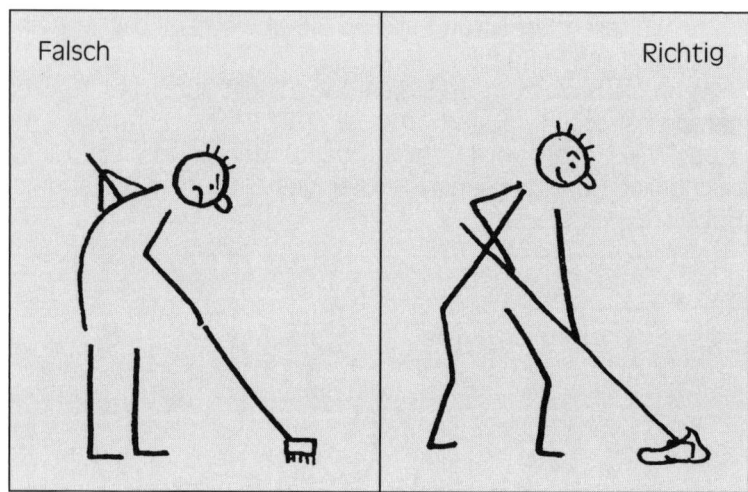

Auch Putzarbeiten am Boden verrichten Sie am besten, indem Sie sich abwechselnd auf ein Bein knien und sich mit der freien Hand am Boden abstützen. Ein Kissen unter dem Knie kann sehr hilfreich sein.

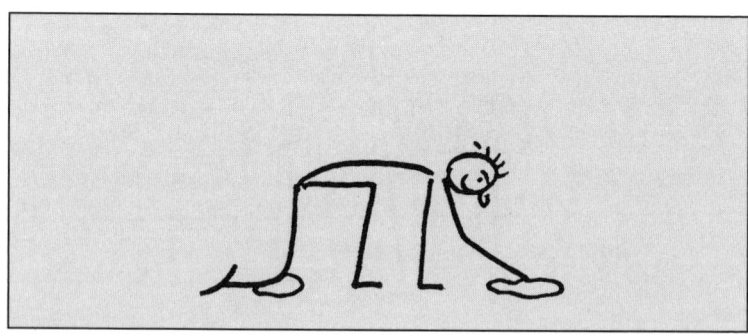

Beim Zusammenkehren oder Auswringen des Wischlappens knien Sie sich wechselweise auf ein Bein.

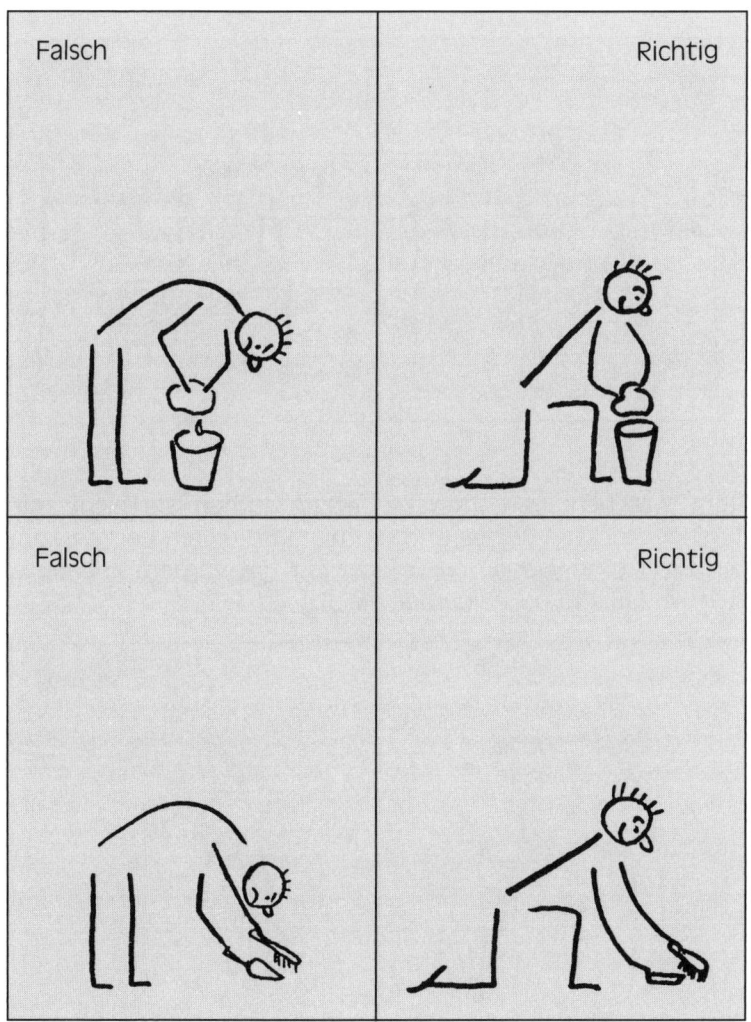

Falsch

Richtig

Falsch

Richtig

Wäschewaschen

Um die Trommel der Waschmaschine zu füllen oder zu entleeren, gehen Sie bei geradem Rücken in die Hocke.

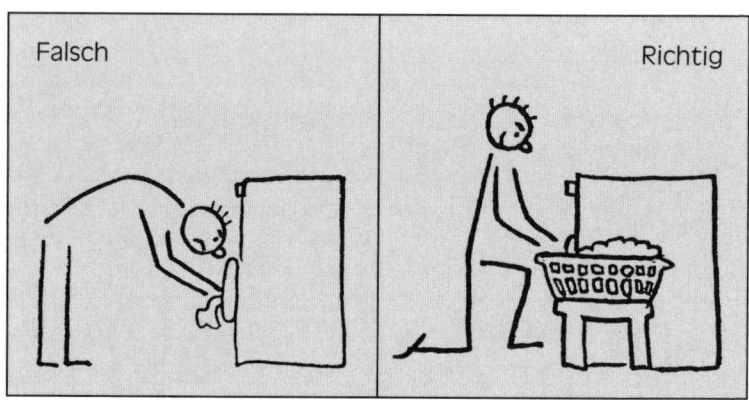

Beim Waschen im Handwaschbecken stehen Sie nicht mit durchgedrückten Beinen und rundem Rücken am Becken, sondern verlagern wieder Ihr Gewicht auf das vordere gebeugte Bein, so daß Ihr Rücken gerade bleibt.

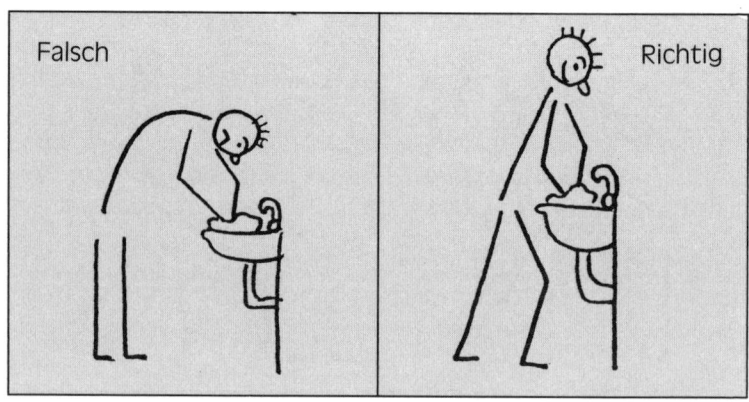

Dem Rücken wird eine große Belastung zugemutet, wenn Sie ein schweres Gewicht vom Boden anheben. Daher ist es sinnvoll, den Wäschekorb auf einen Hocker zu stellen. So läßt sich die nasse Wäsche müheloser anheben und tragen.

Das Aufhängen der Wäsche fällt auch leichter, wenn Sie den Wäschekorb auf einem Hocker abstellen. Dann brauchen Sie sich nicht für jedes Wäschestück zu bücken.

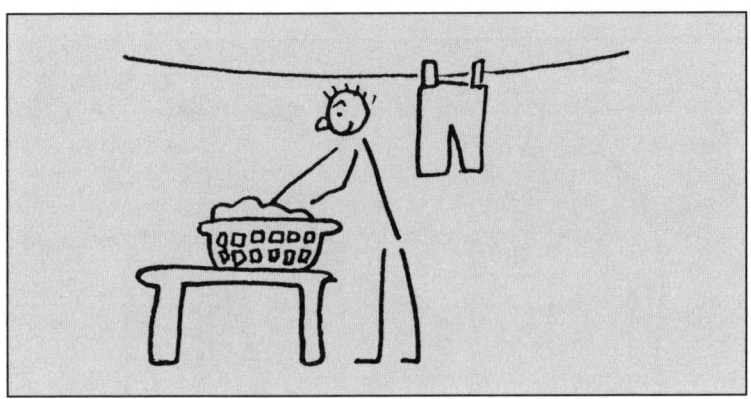

Geschirrspülen und Körperpflege

Die meisten Küchenarbeitsplätze haben nicht die erforderliche Höhe, um an ihnen aufrecht stehend arbeiten zu können.

Behelfen Sie sich, indem Sie wieder die Schrittstellung einnehmen und sich beim Spülen mit Ihrem Becken gegen die Spüle lehnen, so daß Ihr Rücken gerade ist.

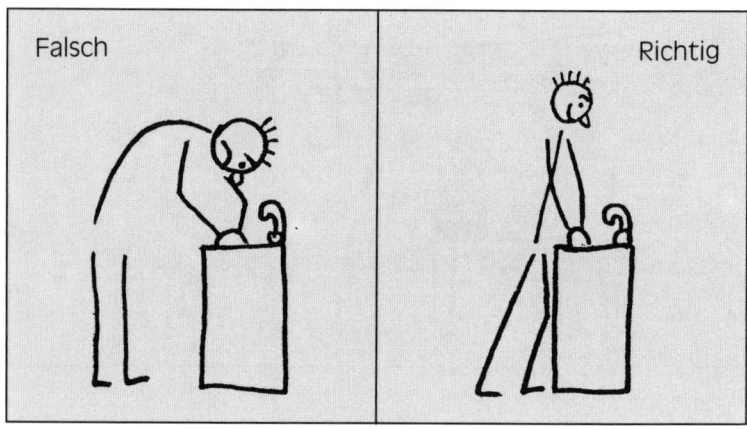

Falsch

Richtig

Besitzen Sie eine Geschirrspülmaschine, dann denken Sie daran, jeweils beim Ein- und Ausräumen den Oberkörper stets aufrecht zu halten.

Bei der täglichen Körperpflege wie Zähneputzen, Haarewaschen können Sie auch auf eine gesunde Haltung achten. Sie müssen sich nicht bei durchgedrückten Knien und rundem Rücken die Zähne putzen. Angenehmer für die Wirbelsäule ist es, wenn Sie in der Schrittstellung das vordere Bein beugen und Sie sich mit geradem Oberkörper nach vorn neigen.

Bitte vermeiden Sie, Ihre Haare kopfüber im Handwaschbecken oder gar über der Badewanne zu waschen. Die Belastung für den Rücken ist einfach zu groß.

Einkaufen

Für die Wirbelsäule ist es schädlich, wenn sie durch ein Gewicht, wie eine schwere Tasche, einseitig belastet wird. Verteilen Sie Ihre Einkäufe gleichmäßig auf zwei Taschen. Ein Rucksack ist eine große Hilfe. Versorgen Sie einen Mehr-Personen-Haushalt, empfiehlt es sich, einen Einkaufswagen zu benützen, den Sie fast mühelos schieben oder ziehen können.

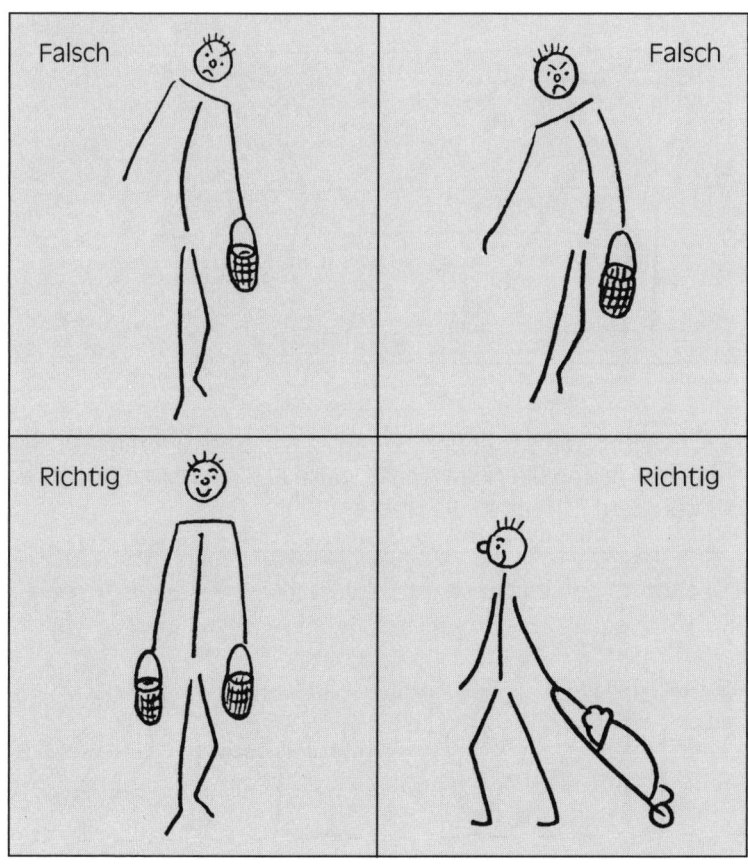

Gartenarbeit

Die Gartenarbeit an der frischen Luft kann ein gutes Bewegungstraining sein, wenn Sie auch hierbei auf rückengerechtes Verhalten achten.

Die Arbeit im Stehen (graben, harken, Laub fegen etc.) verrichten Sie mit aufrechtem Rücken in der Schrittstellung.

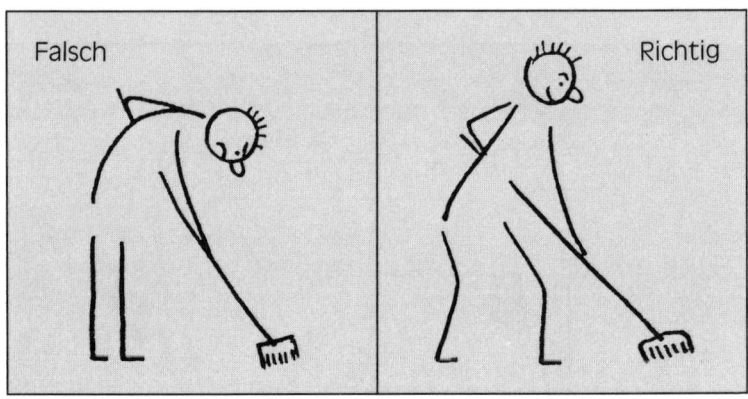

Für Arbeiten, die am Boden zu verrichten sind (Unkraut zupfen, säen etc.), knien Sie sich wechselweise auf ein Bein oder gehen bei geradem Rücken in die Hocke.

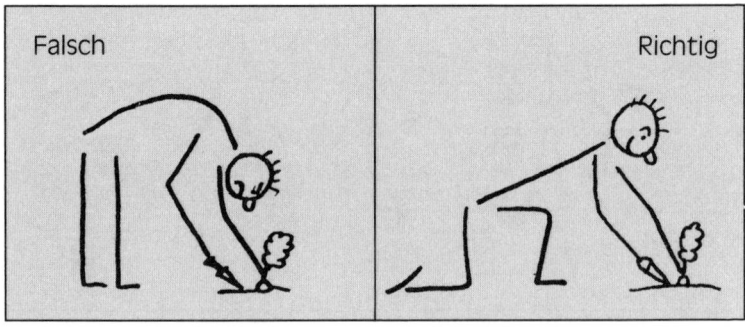

Zweckmäßiges Mobiliar

Die Kücheneinrichtung

Häufig zu verwendende Gegenstände wie Töpfe, Schüsseln, Teller und Tassen werden in gut erreichbarer Höhe aufbewahrt. Das lästige Bücken wird dadurch vermieden.

Überlegen Sie, ob die Ordnung in Ihren Küchenschränken diesem Anspruch genügt. Sehr gut wäre es auch, wenn der Kühlschrank nicht auf dem Boden stehen würde. Ist dies jedoch der Fall, achten Sie beim Benutzen auf einen geraden Rücken bei gebeugten Knie- und Hüftgelenken.

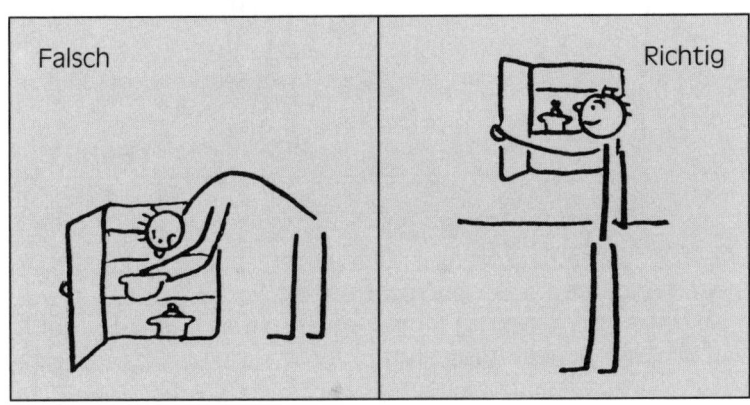

Alle Arbeitsflächen sollten die Höhe aufweisen, die Ihnen bei der Arbeit Ihre aufrechte Haltung gewährleistet. Ist die Fläche zu niedrig, müssen Sie in gebückter Haltung arbeiten, wodurch die Muskulatur und die Bandscheiben stark belastet werden.

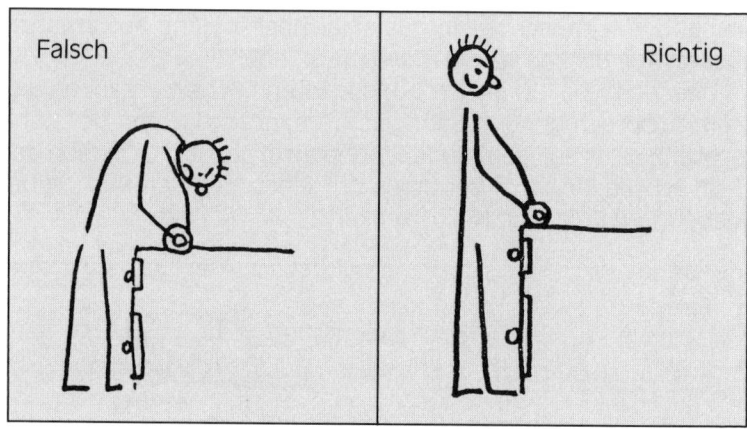

Falsch

Richtig

Wenn Sie Ihren Backofen benutzen, nicht bücken, in die Hocke gehen und Oberkörper aufrecht halten.

Arbeiten Sie lieber im Sitzen, müssen Stuhl- und Tischhöhe aufeinander abgestimmt sein.

Die richtige Tischhöhe liegt bei ca. 73 – 76 cm. Sie ist dann gegeben, wenn Sie im Sitzen Ihre Unterarme bequem und entspannt auflegen können, die Arme im Winkel von ca. 90 Grad gebeugt liegen.

Ist der Tisch zu hoch, werden die Schultern angehoben. Bei zu niedriger Tischhöhe müssen Sie Ihren Oberkörper bei rundem Rücken nach vorn beugen. Beide Haltungen belasten die Muskulatur und die Wirbelsäule.

Ihr Stuhl muß Ihnen genügend Bewegungsfreiheit für die Beine lassen. Die Füße haben dabei festen Kontakt zum Boden, die Unterschenkel stehen im 90-Grad-Winkel zu den Oberschenkeln.

Das Becken ist aufgerichtet, so daß die Wirbelsäule senkrecht darüber ausbalanciert werden kann. Um die Beckenaufrichtung zu unterstützen, kann ein nach hinten ansteigender Sitzkeil nützlich sein.

Vermeiden Sie langes Sitzen. Erledigen Sie zwischendurch andere Arbeiten, oder nutzen Sie eine kurze Pause zum Strecken. Die belastete Muskulatur wird dadurch entspannt. Denken Sie auch beim Einnehmen der Mahlzeiten an eine aufrechte Sithaltung.

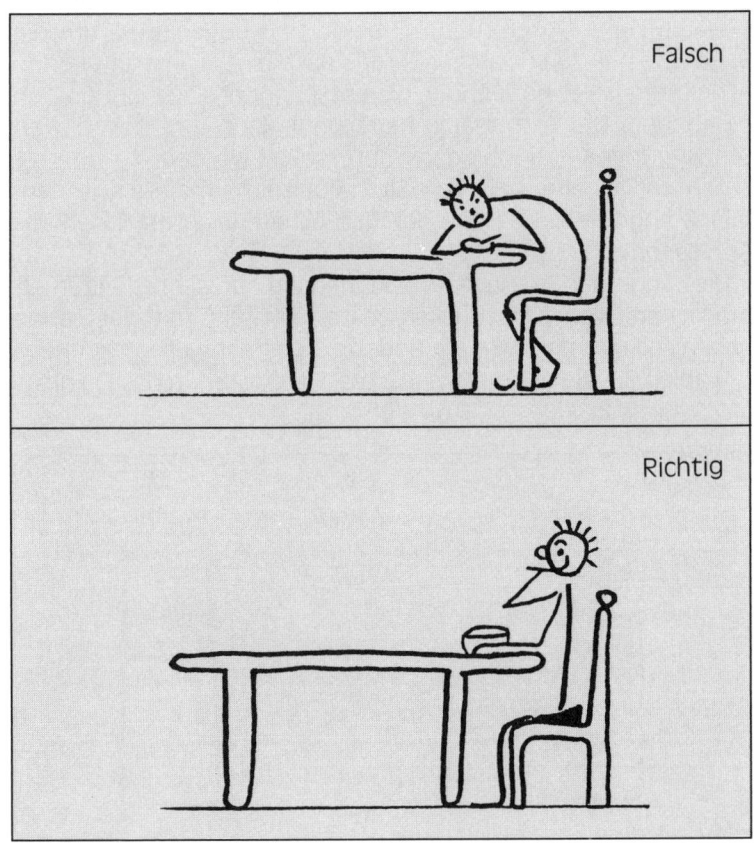

Das Wohnzimmer

Sitzmöbel wie Sofa und Couch sind häufig nicht gerade wirbel-
säulenfreundlich gestaltet.

Entweder sind die Polster so weich, daß man einsinkt, oder
die Sitzfläche ist nach hinten zu lang, so daß ein aufrechtes Sitzen fast unmöglich gemacht wird. Um sich anlehnen zu können, muß das Gesäß so weit zurückgeschoben werden, daß die
Beine vom Boden abheben, oder man neigt sich gar bei rundem Rücken nach hinten. Bei beiden Positionen erhält die Wirbelsäule keine Unterstützung, beide sind ungeeignet, um die
Bandscheiben zu entlasten. Gerade nach einem anstrengenden
Arbeitstag ist es notwendig, die Entspannungslage einnehmen
zu können. Die Wirbelsäule behält nur dann ihre natürlichen
Schwingungen und muß darin unterstützt werden.

Achten Sie daher bei Ihrem Sitzmöbelkauf auf diese Kriterien:

Eine angemessene Höhe der Sitzfläche erleichtert Ihnen das
Aufstehen.

Die Länge der Sitzfläche muß Ihnen ein aufrechtes Sitzen ermöglichen, wobei Ihr Rücken festen Kontakt mit der Lehne
haben soll und die Füße am Boden aufgestellt werden können.

Wählen Sie ein angenehm ›hartes‹ Sitzpolster, in das Sie nicht
gleich einsinken.

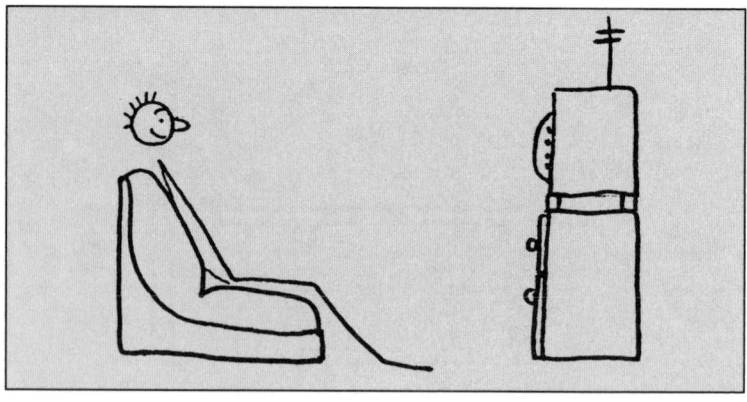

Liegen Sie gern auf dem Sofa, um z. B. ein Buch zu lesen oder einen Mittagsschlaf zu halten, achten Sie auf die richtige Unterstützung der Halswirbelsäule.

Eine Rolle unter den Knien entlastet Ihre Lendenwirbelsäule.

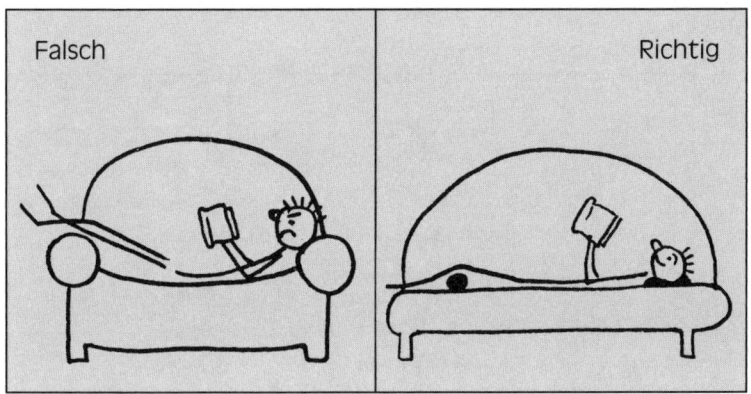

In einem verstellbaren Sessel mit Fußauflage läßt es sich besonders gut entspannen.

Die Wirbelsäule wird entlastet, und die Beine können hochgelagert werden.

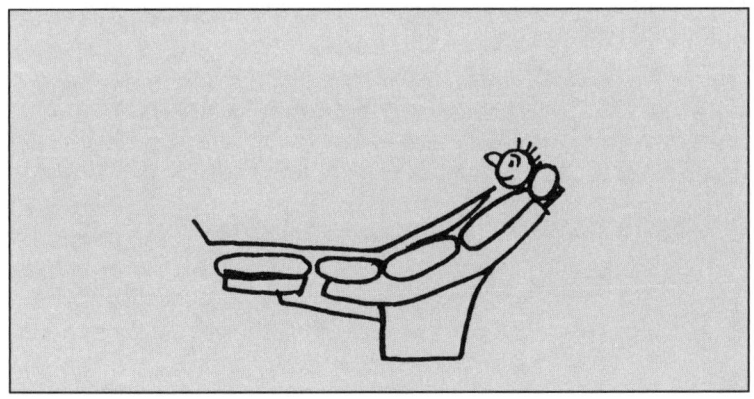

Die Sitzknier-, auch Balance-Stühle genannt, sind eine gute Alternative, die zusätzlich zu den herkömmlichen Sitzgelegenheiten genützt werden können. Sie sollten verstellbar sein. Das Sitzen auf ihnen erlaubt, daß Ihr Becken nahezu automatisch aufgerichtet und die Wirbelsäule achsengerecht dazu eingestellt wird.

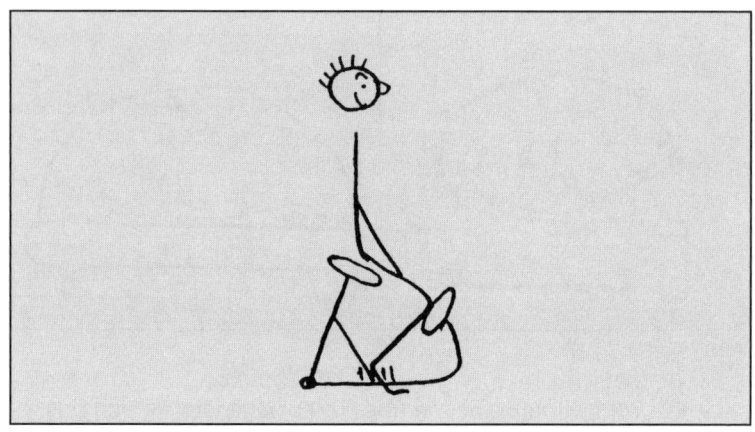

Haben Sie allerdings Knieprobleme, meiden Sie diese Stühle, da kranke Knie in einer starken Beugestellung auf Dauer noch mehr belastet würden.

Das Schlafzimmer

Wer ist nicht schon einmal morgens mit schmerzendem Rükken aufgewacht? Der Mensch verbringt rund ein Drittel seines Lebens im Bett. Der nächtliche Schlaf soll der Erholung und Entspannung des Körpers wie des Geistes dienen. Die Bandscheiben saugen sich während dieser Zeit voll mit Flüssigkeit und dehnen sich aus. Der Körper sammelt neue Kräfte für den nächsten Tag. Für die richtige Lagerung im Bett gibt es einige Kriterien, die Sie beachten sollten, um einen geruhsamen Schlaf zu haben.

Die Matratze darf nicht so weich sein, daß der Körper in der Mitte durchhängt.

Besorgen Sie sich eine harte, elastische Matratze, die sich Ihrem Körper anpaßt. Das bedeutet, sie muß dort nachgeben, wo der Druck am größten ist, hauptsächlich am Gesäß- und im Schulterbereich. Dadurch kann die Wirbelsäule in ihrer natürlichen Form erhalten bleiben.

Ein Brett unter Ihrer zu weichen Matratze (z. B. Schaumstoff-) kann Erleichterung bei vorhandenen Beschwerden verschaffen.

Französische Betten haben häufig zu weiche Matratzen. Schlafen zwei Personen auf einer solchen Matratze, so rutscht die leichtere ständig zum tiefsten Punkt, und der Schlaf wird unruhig damit.

Der Kopf darf nicht auf einem zu dicken Kissen ruhen, ein Abknicken in der Hals- und Brustwirbelsäule ist sonst die Folge. Ein flaches Kissen ist daher gesünder.

Schlafen in der Bauchlage sollte vermieden werden, da die Halswirbelsäule verdreht und ein Hohlkreuz gebildet oder verstärkt wird. Wenn Sie jedoch nur so einschlafen können, legen Sie ein kleines Kissen unter Ihren Bauch.

Bereitet Ihnen das Einschlafen in der Rückenlage Schmerzen im Lendenwirbelsäulenbereich, schieben Sie eine Rolle unter die Knie.

In der Seitenlage werden die Bandscheiben am günstigsten entlastet. Wenn Sie bevorzugt das obere Bein anwinkeln, sollte es auf einem kleinen Kissen ruhen, um ein Verdrehen des Beckens zu verhindern.

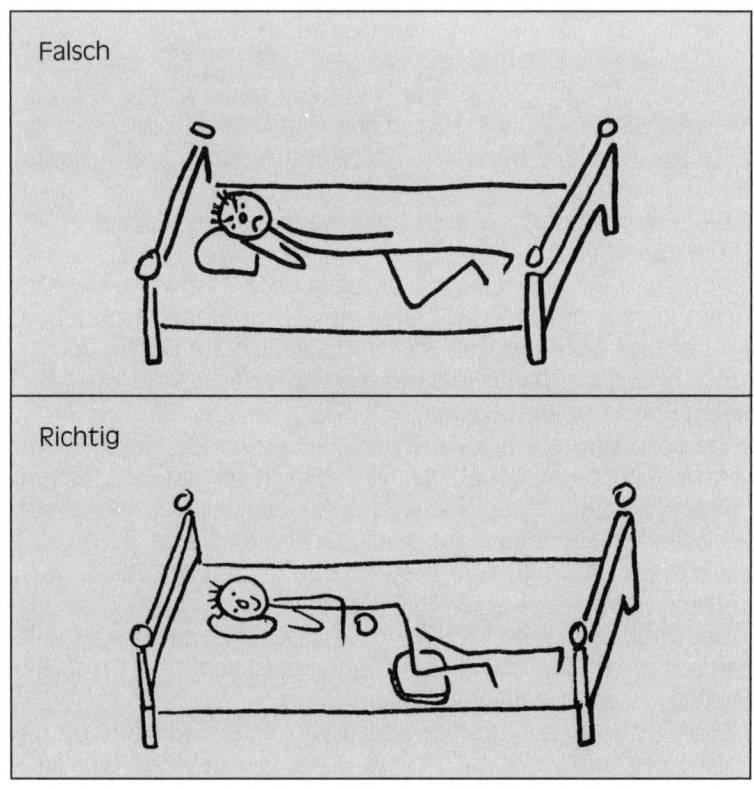

Gerade Frauen, die eine schmale Taille und ein relativ breites Becken haben, ist zu empfehlen, eine kleine Rolle unter die Knie (in die Kniekehle) zu legen, um auf diese Weise die Wirbelsäule zu entlasten.

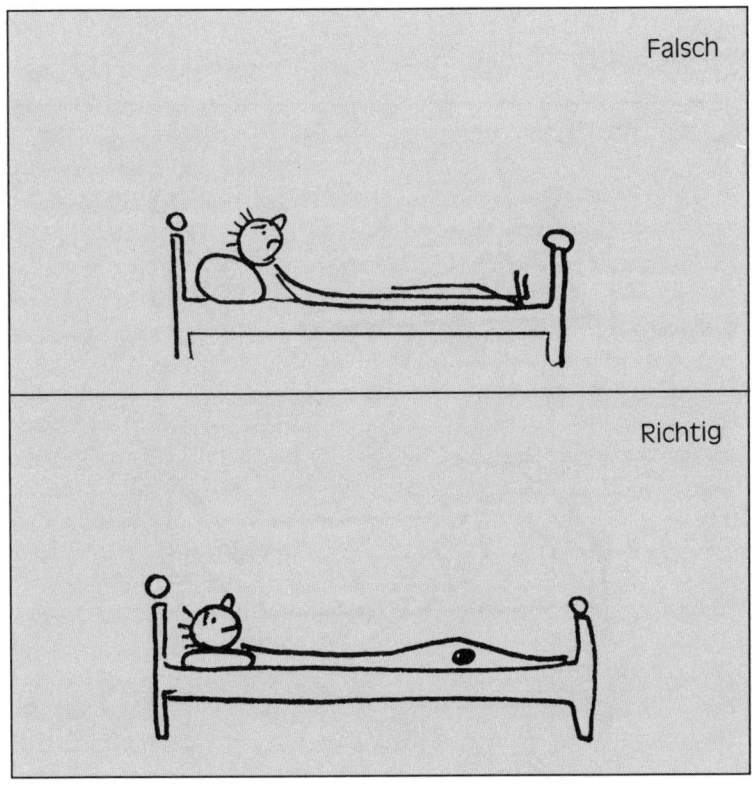

Zur körperlichen Entspannung gehört auch das seelische Wohlbefinden. Versuchen Sie, nach einem anstrengenden Arbeitstag die Sorgen aus dem Kopf zu vertreiben. Machen Sie einen kleinen Abendspaziergang oder nehmen Sie ein warmes Bad, bevor Sie sich ins Bett legen. Auch durch ein paar Entspannungsübungen läßt sich das Einschlafen erleichtern.

In diesem Zusammenhang muß auch das richtige Aufstehen angesprochen werden, um frisch einen neuen Tag beginnen zu können. Aktivieren Sie zunächst Ihre Muskulatur, indem Sie sich rekeln und strecken. Richten Sie sich dann nicht mit geradem Rücken auf, sondern drehen Sie sich mit gebeugten Beinen zur Bettkante, stützen Sie sich mit den Händen ab und kommen über die Seite hoch zum Sitzen.

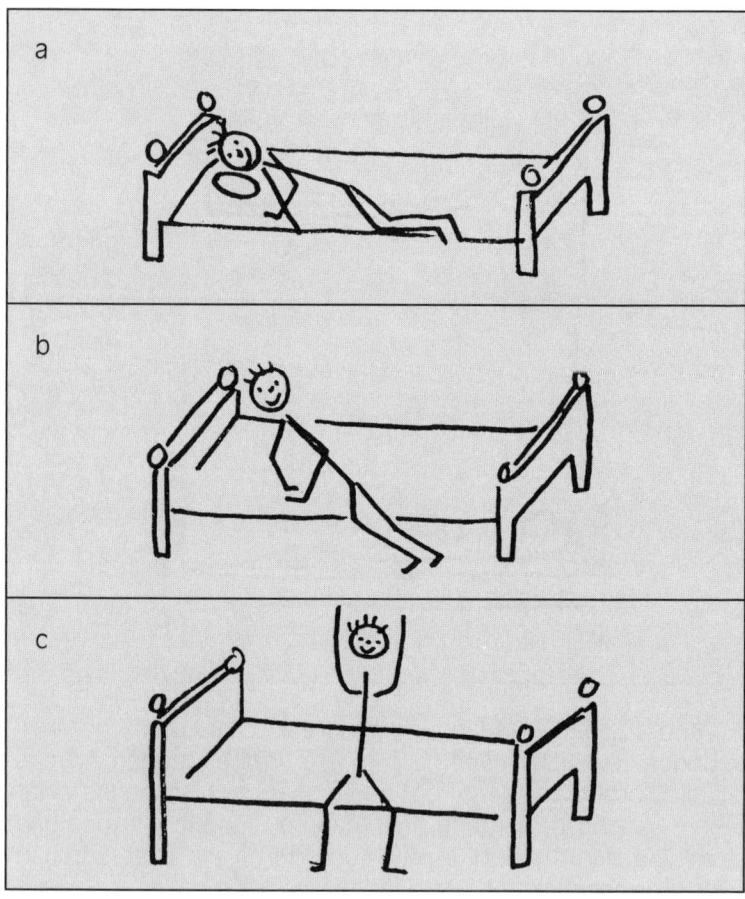

Der Arbeitsplatz

Sitzende Tätigkeiten

Wenn Sie Ihre Tätigkeit im Sitzen ausüben, ist der Arbeitsstuhl von größter Bedeutung. Er sollte die Muskulatur und Bandscheiben entlasten, die durch das Dauersitzen ohnehin schon stark beansprucht werden.

Die Sitzfläche sollte groß genug sein, um Ihrem Gesäß und den Oberschenkeln genügend Auflagefläche zu bieten.

Sie ist leicht nach vorn geneigt, um die Beckenaufrichtung zu unterstützen. Ein leicht nach hinten ansteigender Sitzkeil erfüllt gleichfalls diese Aufgabe.

Die Vorderkante des Stuhls ist nach vorn abgerundet, um die Durchblutung in den Oberschenkeln nicht zu behindern.

Die Sitzhöhe ist verstellbar und läßt sich Ihrer Körpergröße anpassen. Dabei haben die Füße festen Bodenkontakt. Ist Ihre Arbeitsfläche zu hoch, benutzen Sie eine Fußbank, auf der Ihre Beine rechtwinklig ruhen können.

Am gesündesten ist eine neigbare Rückenlehne, die bis zu Ihren Schultern oder bis zum Kopf reicht und die anatomische Form der Wirbelsäule entsprechend unterstützt. Im Hüft-, Lenden- und Brustbereich ist sie leicht vorgewölbt, um die Streckung des Rückens zu ermöglichen. Diese Unterstützung wird gewährleistet, wenn das gesamte Becken Kontakt mit der Sitzfläche und der Lehne hat. Ist die Rückenlehne verstellbar, sollte sie so eingestellt sein, daß sie Ihren Brust- und Lendenwirbelsäulenbereich ausreichend fixiert. Eine zu hoch eingestellte Lehne provoziert das Vorbeugen des Rumpfes, während eine zu niedrig eingestellte Rückenlehne das Sitzen im Hohlkreuz fördert.

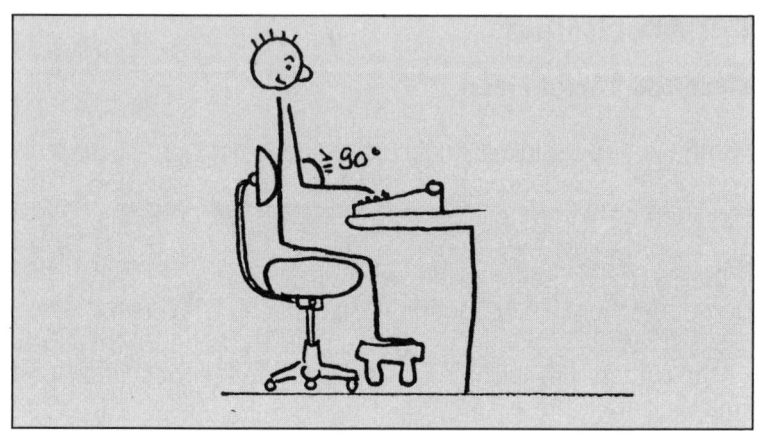

Die richtige Tischhöhe ist dann gegeben, wenn Sie Ihre Unterarme im 90-Grad-Winkel auf der Arbeitsfläche auflegen können, ohne die Schultern hochzuziehen. Auch für Beinfreiheit sollte gesorgt sein. Bei ›normalen‹ Schreibarbeiten ist eine neigbare Platte empfehlenswert. Sie erleichtert das aufrechte Sitzen und verhindert Fehlbelastungen im Halswirbelsäulen- und Schulterbereich.

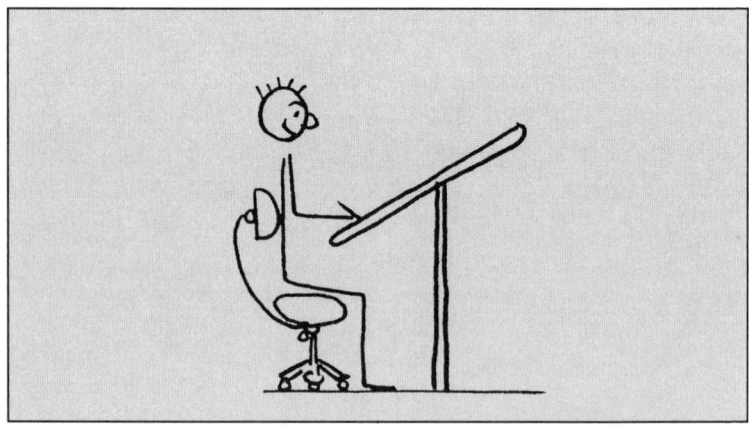

Wer viel an der Schreibmaschine oder am Computer arbeitet, sollte einen Vorlagenhalter benutzen. Ständiges Vorbeugen wird dadurch vermieden. Das Arbeiten an veralteten steilen Tastaturen kann Verspannungen hervorrufen. Wählen Sie daher flach aufgelegte Tasten. Als Faustregel gilt: Die mittlere Tastenreihe liegt ca. 3 cm über der Arbeitsfläche. Der Monitor des PCs ist schwenkbar und steht ca. 50 – 70 cm vom Körper entfernt. Stellen Sie den Bildschirm parallel zur Fensterfläche. Damit werden Reflexionen durch einfallendes Licht auf dem Bildschirm vermieden, und die Augen werden weniger belastet.

Ihre Arbeitsfläche muß groß genug sein, damit die Arbeitsmittel von Ihnen bequem benutzt werden können. Daher ist ein roll- und drehbarer Arbeitsstuhl sinnvoll. Drehen Sie immer Ihren gesamten Körper bei aufrechtem Rücken in die Bewegungsrichtung, aus der Sie etwas heranholen möchten.

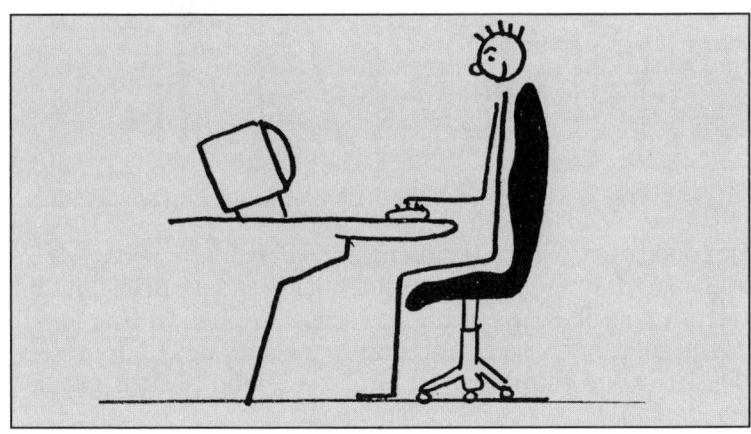

Stehende Tätigkeiten

Haben Sie einen Arbeitsplatz, an dem Sie stehen müssen, gönnen Sie Ihren Füßen ein gutes Schuhwerk (siehe Kapitel: Bekleidung und Schuhe). Achten Sie auch hier auf die richtige Beckenstellung, verbunden mit der wirbelsäulengerechten Haltung. Der Arbeitstisch darf nicht zu niedrig sein, damit Sie nicht mit rundem Rücken an ihm stehen müssen.

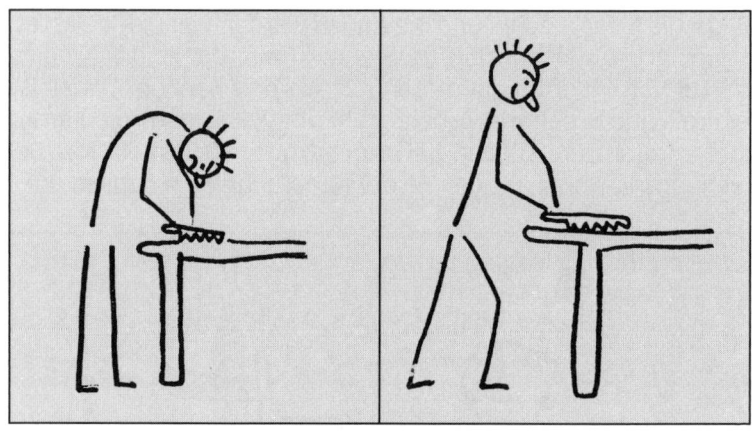

Um den Druck auf die Bandscheiben zu mindern, verlagern Sie Ihr Gewicht abwechselnd von einem aufs andere Bein, oder benutzen Sie eine Fußbank, um abwechselnd einen Fuß darauf abzustellen. Lehnen Sie sich ab und zu an eine Wand, oder setzen Sie sich, wenn es möglich ist. Stützen Sie Ihr Gewicht mit den Händen ab, wenn sich die Gelegenheit bietet.

Bei den Tätigkeiten sowohl im Sitzen als auch im Stehen gilt: Nutzen Sie kleine Pausen, um aufzustehen oder sich hinzusetzen, ein paar Schritte zu gehen, sich zu rekeln und strecken oder sogar ein paar kleine Bewegungsübungen durchzuführen.

Die Muskulatur wird entlastet und kann neu aktiviert werden. Auch die Bandscheiben werden durch die Bewegungspause vom ständigen Druck befreit und können sich erholen.

Heben und Absetzen

Rückenschonendes Verhalten ist nur dann gewährleistet, wenn Sie stets das richtige Bücken, Heben und Tragen bedenken.

Bitte beachten Sie folgende Hinweise:
Bringen Sie Ihren Körper möglichst nahe an den zu hebenden Gegenstand. Gehen Sie in Grätschstellung, und gehen Sie so weit in die Knie, bis Sie bei geradem Rücken den Gegenstand greifen können. Heben Sie ihn nun an, bringen ihn dabei dicht an Ihren Körper und richten sich mit geradem Rücken durch langsame Streckung der Beine wieder auf.

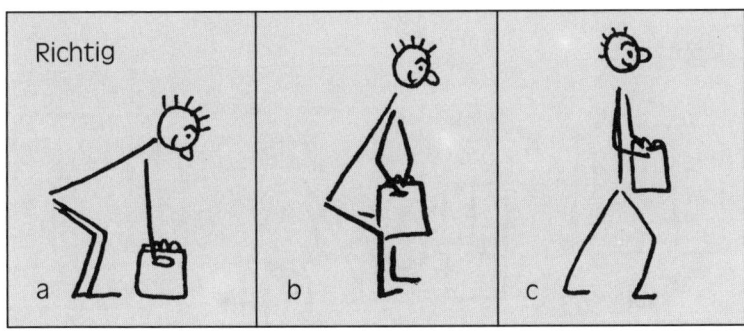

Beim Absetzen verfahren Sie in umgekehrter Reihenfolge.
Beugen Sie sich niemals mit rundem Oberkörper bei durchgedrückten Knien nach vorn, um eine Last anzuheben.
Der Druck auf die Lendenbandscheiben ist dabei enorm.

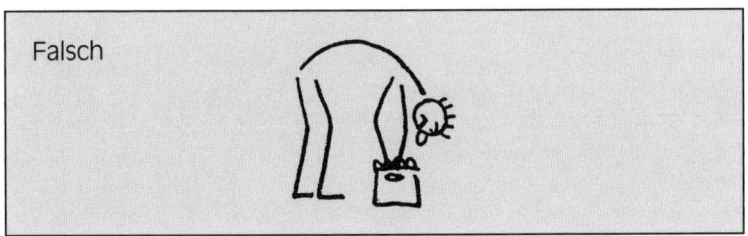

Während des Anhebens müssen unbedingt Drehbewegungen des Rumpfes vermieden werden. Durch das zusätzliche Gewicht werden die Wirbelsäule und die Bandscheiben einseitig und damit falsch belastet. Diese ungleichen Druck- und Zugverhältnisse können einen Hexenschuß, eine Bandscheibenverwölbung oder im schlimmsten Fall einen -vorfall hervorrufen.

Daher bedenken Sie bei Hebevorgängen, z. B. wenn Sie einen Koffer oder eine Kiste aus dem Kofferraum Ihres Fahrzeuges heben:

■ erst die Last dicht am Körper anheben,
■ dann den ganzen Körper drehen,
■ schließlich das Gewicht wieder rückengerecht abstellen.

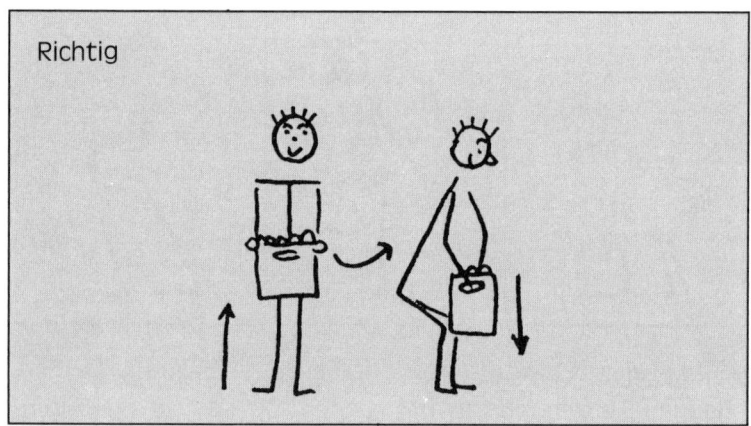

Richtig

Tagen Sie immer einen schweren Gegenstand möglichst dicht am Körper, etwa in Hüft-Bauchhöhe. Weichen Sie dabei nicht ins Hohlkreuz aus, sonst kommt es zu Belastungen der Bandscheiben.

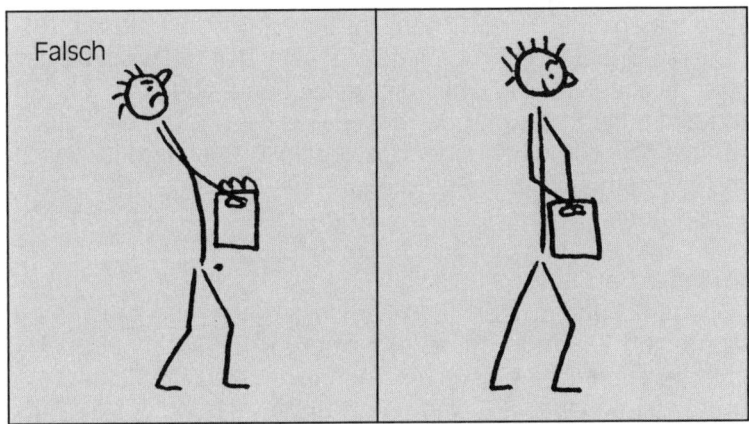

Statt sich einseitig mit einer Last zu beladen, gilt es, Lasten gleichmäßig auf beide Arme zu verteilen (siehe Kapitel: Tätigkeiten im Haushalt).

Sind die zu transportierenden Gegenstände sehr schwer, bitten Sie einen Partner um Hilfe oder benutzen Sie einen kleinen Wagen zum Schieben oder Ziehen.

Bekleidung und Schuhe

Schuhe

Unsere Füße müssen das Körpergewicht tragen. Schuhe und Gang haben einen erheblichen Einfluß auf unsere Haltung.

Die richtige Gehtechnik will gelernt sein: Der Fuß wird mit der Ferse aufgesetzt und über die ganze Sohle abgerollt, bis ein aktiver Fußabdruck über den Ballen und die Großzehe erfolgt.

Gutes Schuhwerk ist daher notwendig. Die Sohle sollte weich und biegsam sein und eine dämpfende Wirkung haben. Stoßbelastungen auf die Gelenke werden so abgefangen. Der Fuß muß genügend Platz im Schuh haben (ca. 1 cm Freiluft vor der großen Zehe).

Spitze Schuhe drücken den Fuß zusammen, und es kann zu Schmerzen kommen. Diese provozieren möglicherweise eine Schonhaltung, und Muskelverspannungen sind die Folge. Eine Ihrem Fuß angepaßte Einlage wirkt unterstützend auf die Fußgewölbe ein. Wer ständig Schuhe mit hohen Absätzen trägt, schadet nicht nur seinen Füßen, sondern verändert die gesamte Körperstatik. Der Fuß wird falsch belastet, da das Gewicht auf den Zehen ruht und nicht über das Fußgewölbe und die Ferse aufgefangen wird. Es kann zu Verkürzungen der Wadenmuskulatur kommen. Schmerzen machen sich im Bereich der Achillessehne und in den Kniegelenken bemerkbar.

Damit Sie sich aufrecht halten können, müssen Sie das Becken nach vorn kippen. Das wiederum führt zu einer verstärkten Hohlkreuzbildung, und die Bandscheiben werden einseitig zusammengedrückt.

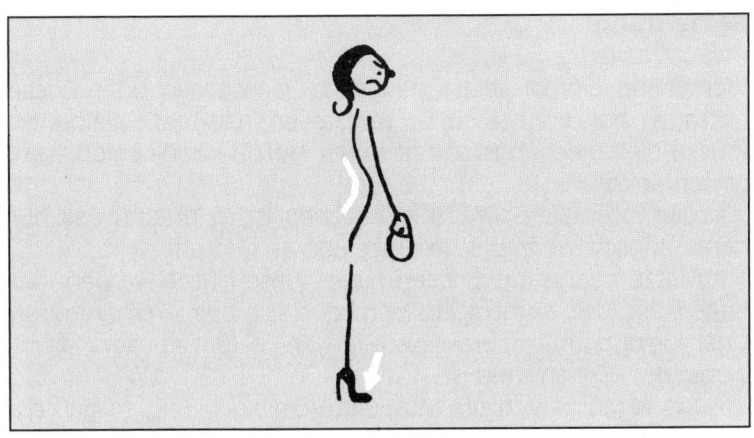

Nach langem, anstrengendem Stehen entspannen Sie Ihre Füße in einem warmen Bad.

Ein kleines Gymnastikprogramm für die Füße:
- Greifen Sie etwas mit den Zehen,
- spreizen Sie Ihre Zehen auseinander,
- bewegen Sie den großen Zeh und die übrigen Zehen gegeneinander,
- krümmen und strecken Sie die Zehen, und lassen Sie die Füße kreisen.

Eine selbst- oder fremddurchgeführte Fußmassage unterstützt die Entspannung.

Bekleidung

Wer schon einmal selbst hautenge Jeanshosen oder Röcke getragen hat, konnte sicher feststellen, daß diese Kleidungsstücke die Bewegungsfreiheit in der Hüft-Becken-Region stark einschränken.

Große, normale Schritte zu machen ist in diesem Fall nur dann möglich, wenn das gesamte Becken gedreht wird.

Im Sitzen kann das Becken nicht aufgerichtet werden, der enge Bund läßt es nicht zu. Man kann sich beim Tragen derartiger Kleidung nur in einer nach hinten gekippten Lage halten, wobei der Rücken rund ist.

Auch verkürzt sich die Muskulatur mit der Zeit, so daß die Beweglichkeit in den Hüftgelenken stark herabgesetzt ist. Die Wirbelsäule kann durch die falsche Beckenstellung nicht mehr aufrecht gehalten werden, die Bandscheiben sind dadurch starken einseitigen Belastungen ausgesetzt. Tragen Sie daher bequeme, angenehm locker ansitzende Kleidung, die Sie nicht in Ihren Bewegungen einschränkt.

Autofahren

Wer viel mit dem Auto unterwegs ist, kennt die Beschwerden, die nach langen Autofahrten auftreten.

Da wird es notwendig, die Einstellung des Fahrersitzes und die eigene Körperhaltung zu überprüfen. Auch hier gilt es, die Wirbelsäule physiologisch und anatomisch richtig zu belasten, d. h. sie in ihrer natürlichen Form zu unterstützen. Voraussetzung ist eine verstellbare Rückenlehne. Sie wird so weit zurückgestellt, bis Sie noch bequem das Lenkrad erreichen und bei aufrecht gehaltenem Kopf nach vorn sehen können. Die Oberschenkel sollten ganz auf der Sitzfläche aufliegen.

Falsch ist es, wenn man an seinem Lenkrad ›klebt‹. Falsche Druckbelastungen auf die Bandscheiben und Verspannungen im Schulterbereich sind die Folgen.

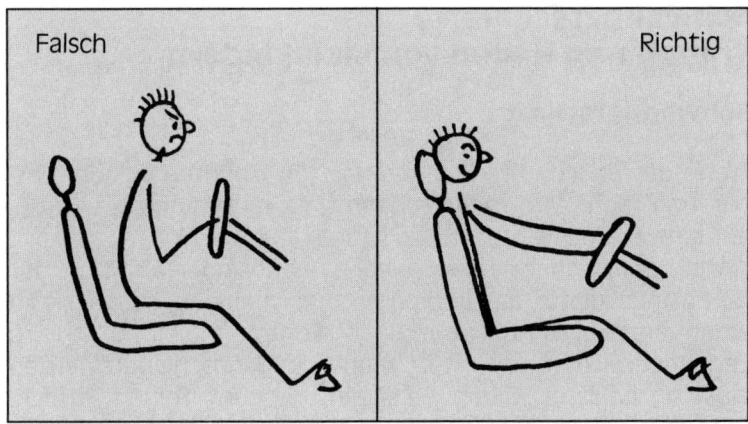

Falsch   Richtig

Verstellbare Kopfstützen entlasten die Nackenmuskulatur.

Durchgesessene oder zu weiche Sitze lassen keine rückengerechte Haltung zu. Ein Kissen kann Abhilfe schaffen. Sehr zu empfehlen sind Schalensitze, die jedoch leider recht teuer sind. Sie sind individuell verstellbar, so daß man die Wirbelsäule optimal an ihren Schwachstellen unterstützen kann. Bereitet Ihnen das Ein- und Aussteigen Schwierigkeiten, stützen Sie sich mit den Händen ab. So kann Ihr Gewicht besser abgefangen werden.

Haben Sie längere Strecken zu bewältigen, denken Sie an regelmäßige Pausen (möglichst alle 2 Stunden). Nutzen Sie die Zeit, um sich die Beine zu vertreten. Durch kleine Lockerungsübungen für den Schulter-Nacken-Bereich (siehe Kapitel: Übungen im Sitzen und Stand) vermeiden Sie Verspannungen, und Sie kommen ohne Beschwerden am Ziel an.

Schwangerschaft –
Tragen und Heben von Kleinkindern

Schwangerschaft

Wenn der Bauchumfang in den letzten Monaten vor der Entbindung mehr und mehr zunimmt, ist es besonders wichtig, auf eine aufrechte Haltung zu achten.

Viele Schwangere lassen wegen mangelnder Kraft in der Rumpfmuskulatur das Becken nach vorn kippen, so daß es zu einer verstärkten Hohlkreuzbildung kommt. Die Muskulatur im Lendenbereich verspannt sich, und die Bandscheiben werden einseitig belastet. Dieser Fehlbeanspruchung folgen Rückenschmerzen. Werden in dieser Zeit auch noch Schuhe mit hohen Absätzen getragen, ist die Körperstatik doppelt gestört.

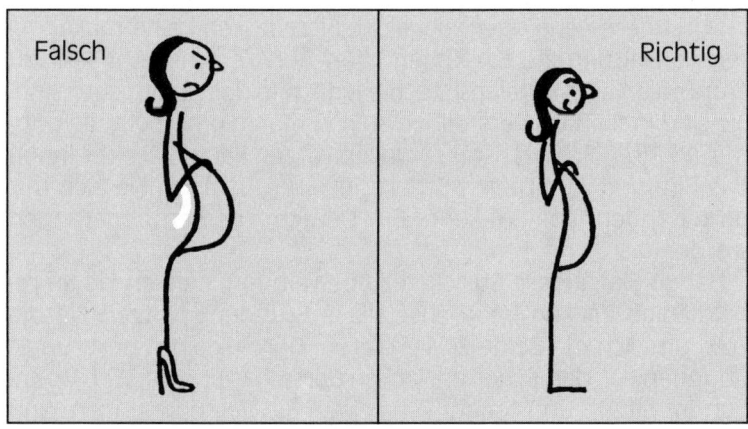

Daher gilt auch hier:
- ◼ Aufrechte Körperhaltung einnehmen.
- ◼ Bequeme Schuhe mit niedrigem oder ohne Absatz tragen.
- ◼ Tätigkeiten möglichst oft im Sitzen verrichten, die Beine in Beckenbreite geöffnet, da so das Gewicht besser verteilt wird.

Tragen und Heben von Kleinkindern

Kleine Babys kann man noch bequem mit beiden Armen vor
dem Bauch tragen. Lassen Sie sich nicht durch das Gewicht
nach hinten ziehen, sondern achten Sie auf Ihre aufgerichtete
Wirbelsäule.

Kleine Kinder, die auf dem Arm getragen werden, können
sich auf Ihrer Hüfte etwas abstützen. Wechseln Sie häufig die
Seite, und Ihre Wirbelsäule, sowie die Wirbelsäule Ihres Kindes,
kann sich entspannen.

Sogenannte Rückentragegestelle sind eine gute Alternative,
wenn größere Kleinkinder zu tragen sind. Eine gekräftigte
Rumpfmuskulatur und die richtige Haltung der Wirbelsäule
verhindern, daß es durch das zusätzliche Gewicht zu Fehlbelastungen kommt.

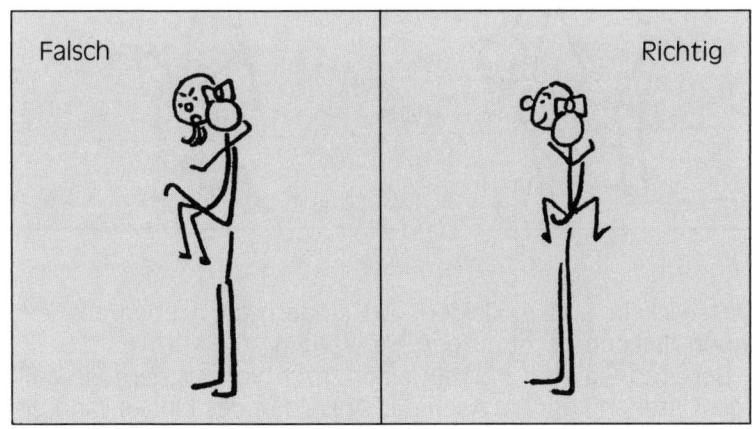

Falsch   Richtig

Legen Sie Ihr Baby in den Kinderwagen (Bett) oder holen Sie es heraus, gehen Sie dabei in Schrittstellung, und verlagern Sie Ihr Gewicht auf das vordere Bein, wobei Ihr Rücken gerade bleiben kann.

Beim Hochheben des Kindes gehen Sie in die Hocke und lassen den Rücken gerade. Heben Sie Ihr Kind nicht mit durchgedrückten Knien und vorgebeugtem Oberkörper hoch. Die Belastung für Ihre Bandscheiben ist zu groß (siehe Kapitel: Heben und Absetzen).

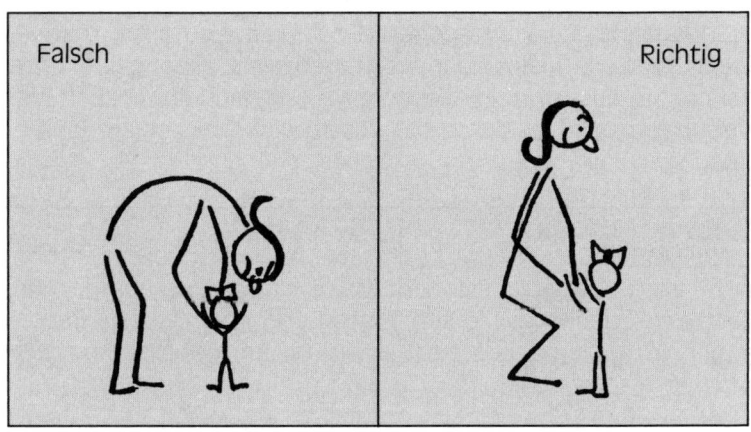

Falsch — Richtig

Das Wickeln und Ankleiden von Kindern kann ebenfalls von Ihnen rückengerecht ausgeführt werden.

Bereiten Sie zum Wickeln einen Tisch vor, an dem Sie aufrecht stehen können. Auch das Ankleiden des Kindes kann erleichtert werden, wenn Sie sich nicht ständig bücken müssen, sondern das Kind auf einen Stuhl stellen oder auf einen Tisch setzen.

Übergewicht und Ernährung

Richtige Ernährung

Die aufgenommene Nahrung kann besonders gut verbrannt werden, wenn Sie eine Kost bevorzugen, die die Stoffwechselvorgänge beschleunigt.

Eine gute Möglichkeit gesunder Ernährung ist die Vollwertkost. Die Nahrungsmittel werden dabei in ihrem Naturzustand belassen. Dem Körper kommen damit alle notwendigen Nährstoffe, Vitamine und Mineralien zu.

Frisch geschrotetes Getreide enthält zudem noch wertvolle Ballaststoffe, die eine regelmäßige Verdauung fördern.

Sorgen Sie für Ausgewogenheit beim Genuß von tierischen und pflanzlichen Eiweißen. Verzichten Sie öfter auf Fleischprodukte, da das Zuviel an tierischem Eiweiß die Stoffwechselvorgänge hemmt. Frisches Obst und Gemüse, knackige Salate, Fisch, Milch, Getreideprodukte und Kartoffeln sollten häufig auf Ihrem Speiseplan stehen. Meiden Sie zuckerhaltige und fettreiche Nahrung, wie Süßigkeiten und Knabbereien. Bevorzugen Sie magere, zucker- und fettarme Produkte. Eine ausreichende Flüssigkeitszufuhr ist wichtig für die Nierentätigkeit. Etwa 2 – 3 Liter pro Tag sollten Sie durch Getränke aufnehmen. Doch Vorsicht bei Fruchtsäften. Sie enthalten oft einen enorm hohen Zuckeranteil. Stillen Sie Ihren Durst mit ungesüßtem Tee, Mineralwasser oder frischgepreßten Obst- und Gemüsesäften. Lassen Sie regelmäßig Ihren Blutzucker, Cholesterinspiegel und die Harnsäure kontrollieren.

Übergewicht

Das Übergewicht ist leider auch eine Folge der modernen Arbeitsweise. Einen großen Teil der körperlichen Arbeit nehmen uns Maschinen und Computer ab.

Der Bewegungsmangel führt zu verminderter Stoffwechseltätigkeit, d. h. der Körper kann die ihm zugeführte Nahrung nicht mehr dementsprechend verarbeiten. Jedes Kilo zuviel führt zu einer vermehrten Belastung der Gelenke und der Wirbelsäule.

Die Bandscheiben werden stärker zusammengedrückt, und nicht selten fehlt der Rückenmuskulatur die Kraft, das eigene Gewicht zu halten. Der Körper sackt zusammen, der Bauch hängt.

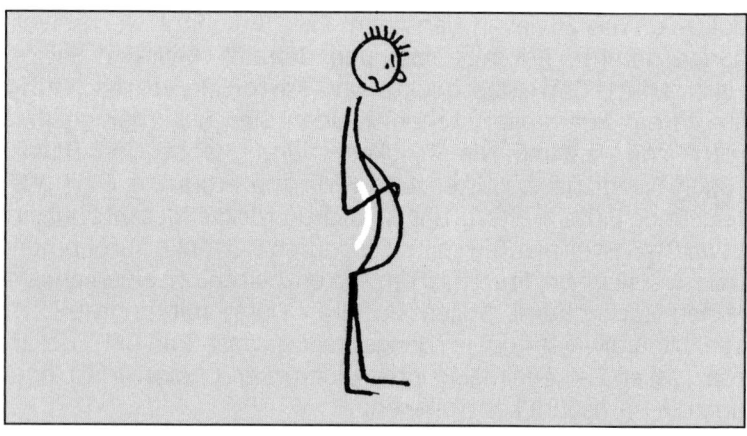

Daher sollte jeder genau bedenken, was er seinem Körper mit dem Übergewicht antut. Eine ausgewogene Ernährung sowie sportliche Betätigung helfen dabei, den Körper wieder mobil zu machen.

Freizeitverhalten und Sport

In unserer zivilisierten und technisierten Welt herrscht ein akuter Bewegungsmangel vor. Wir sitzen und stehen zuviel und zu lange.

Man denke nur an die typischen Schreibtisch- und Bildschirmtätigkeiten oder auch an die ›stehenden‹ Berufe wie Verkäufer oder Friseur.

Einseitige, vorwiegend statische Haltungen führen unweigerlich zu Verspannungen und zu Störungen im Muskel- und Skelettsystem.

Früher, als der Mensch körperlich stärker beansprucht wurde, traten diese Syndrome weit weniger auf.

Der Körper lebt von der Bewegung!

Sowohl die Muskulatur, als auch das Herz-Kreislauf-System müssen trainiert werden, um den heutigen Anforderungen gerecht zu werden und nicht zu verkümmern.

Denken Sie daran, daß jede Bewegung Ihrem Körper zugute kommt, sofern sie richtig ausgeführt wird. Die Muskulatur wird stärker durchblutet, der Stoffwechsel angeregt. Somit bleibt Ihr Körper kräftig und elastisch. Ärgern Sie sich nicht, wenn der Fahrstuhl kaputt ist. Freuen Sie sich, daß Sie sich bewegen dürfen und die Treppen benützen können. Nicht jeder kleine Weg muß mit dem Auto zurückgelegt werden. Genießen Sie den kleinen Spaziergang an der frischen Luft. Anstatt abends vor dem Fernseher zu sitzen, treiben Sie lieber Sport. Ob Sie nun Fahrrad fahren oder einen gemütlichen Spaziergang machen. Jede körperliche Betätigung ist besser, als nur passiv dazusitzen. Zum Glück konnte man in den letzten Jahren wieder mehr Menschen zum Sporttreiben aktivieren, so daß Sport heute zu den beliebtesten Freizeitbeschäftigungen zählt. Dennoch sollte man einige Regeln beachten, um übermäßige oder falsche Belastungen für Wirbelsäule, Gelenke und Muskulatur zu vermeiden.

Ein paar Tips

Haben Sie bisher noch nicht regelmäßig Sport getrieben und wollen nun damit beginnen, lassen Sie sich zuvor von einem Arzt untersuchen. Er berät Sie gern, welche Sportart für Sie geeignet ist.

Schließen Sie sich einem Verein oder einer ähnlichen Institution an. In der Gruppe macht es mehr Spaß, und Sie werden von ausgebildeten Übungsleitern, Trainern oder Sportlehrern betreut, die Ihnen mit Rat und Tat zur Seite stehen.

Bevor Sie mit Ihrem Training beginnen, wärmen Sie sich durch Warmlaufen oder Gymnastikübungen, wie Stretching, auf. Das Herz-Kreislauf-System und der Bewegungsapparat werden dadurch auf die kommende Belastung eingestimmt. Genauso wichtig ist nach dem Training die Erholungsphase, die durch Auslaufen und leichte Dehnübungen eingeleitet wird. Ein Saunagang und mineralstoffhaltige Getränke beschleunigen die Erholung des Körpers.

Haben Sie langandauernde Schmerzen während oder nach Ihrem sportlichen Training, sprechen Sie zunächst mit Ihrem Trainer. Vielleicht ist eine falsche Übungsausführung schuld daran, oder Sie muten sich zuviel zu, so daß Ihr Bewegungsapparat überlastet ist. Klingen die Beschwerden nicht ab, gehen Sie zu Ihrem Arzt. Erkennen Sie, wo Ihre eigene Belastungsgrenze liegt. Schmerzen sind dafür ein wichtiger Indikator. Daher gilt es, Ihre Aktivitäten nicht aus falsch verstandenem Ehrgeiz zu übertreiben. Sport soll gesund sein und nicht dem Körper schaden.

Nun wollen wir Ihnen einige Sportarten nennen, die wirbelsäulengerecht sind.

Schwimmen

Keine Sportart wird von den Ärzten so häufig empfohlen wie das Schwimmen. Der Auftrieb des Wassers sorgt für Abnahme des Körpergewichts, wodurch die Wirbelsäule und die Bandscheiben entlastet werden. Durch Überwindung des Wasserwiderstandes wird gleichzeitig die Muskulatur gekräftigt.

Brustschwimmen ist nur dann geeignet, wenn es stilgerecht durchgeführt wird. Halten Sie nämlich Ihren Kopf ständig über das Wasser, kommt es zur Überlastung im Halswirbelsäulenbereich und zu einer verstärkten Lendenlordose.

Das Rückenschwimmen und auch das richtig ausgeführte Kraulschwimmen sind dagegen besonders empfehlenswert, da die natürliche Form der Wirbelsäule bei diesen Bewegungen erhalten bleibt.

Wassergymnastik und sogenanntes Aquatraining (Training mit Gewichten unter Wasser) sind gut geeignet, um die Muskulatur zu kräftigen und die Gelenke zu mobilisieren.

Die Wassertemperatur sollte dabei 32 – 34 Grad C betragen.

Wandern und Bergwandern

Das Gehen ist unsere natürliche Fortbewegungsart. Wandern im flotten Tempo ist ein ausgezeichnetes Training für das Herz-Kreislauf-System und die Gesamtmuskulatur. Die Wirbelsäule behält ihre natürliche Form. Durch die rhythmische Bewegung wird eine gute Versorgung der Bandscheiben gewährleistet.

Wichtig ist auch bei dieser Sportart die richtige Ausrüstung: Gutes, festes Schuhwerk mit dämpfender Wirkung sorgt für einen richtigen Halt der Füße. Zwei verstellbare Skistöcke sind besonders dem Bergwanderer zu empfehlen. Die Stoßbelastung in Ihren Gelenken kann durch sie vermindert, weil aufgefangen werden.

Jogging

Das rhythmisch-dynamische Laufen bietet optimale Bedingun-
gen für das Training unseres Körpers. Auch hier ist die richtige
Technik und Ausrüstung entscheidend, um Fehlbelastungen zu
vermeiden. Bedenken Sie, daß Ihr Körpergewicht bei jedem
Laufschritt abgefangen werden muß. Eine harmonische,
weiche Bewegungsausführung ist nur durch eine gut ausgebil-
dete Muskulatur und die richtige Abrollbewegung des Fußes
gewährleistet. Der Fuß wird am Fersenbeinauftrittspunkt aufgesetzt und über das Fußgewölbe bis zur Großzehe abgerollt.
  Gute Sportschuhe mit dämpfender Sohle und einem, Ihren
Füßen angepaßten Fußbett vermindern die Stoßbelastung auf
die Bandscheiben. Laufen Sie lieber auf weichem, nachgeben-
dem Waldboden als auf hartem Asphalt. Werden diese Regeln
beachtet, gehört das Joggen zu den empfehlenswerten Sportarten. Durch den gleichmäßigen Wechsel von Be- und Entlastung werden die Bandscheiben regelrecht massiert. Das
Herz-Kreislauf-System wird trainiert, und die gesamte Rumpfmuskulatur sowie die Beinmuskulatur werden gekräftigt.

Skilanglauf

Der Skilanglauf eignet sich nicht nur gut zur Aktivierung des
Herz-Kreislauf-Systems, sondern auch zur Kräftigung und Stabi-
lisierung der Rumpfmuskulatur.
  Der gesamte Körper wird bewegt, wobei die Wirbelsäule bei
leichter Rumpfvorlage in ihrer natürlichen Form verbleibt.
Der rhythmische Bewegungsablauf sorgt auch für eine gute
Massage der Bandscheiben, die deren Ernährung sichert.

Fahrrad fahren

Angetrieben durch die zunehmende Umweltbelastung und die Mountain-Bike-Welle sind viele Menschen wieder zum Fahrrad gekommen.

Fahrrad fahren ist ein gutes Training für das Herz-Kreislauf-System und die Beinmuskulatur.

Die Rumpfmuskulatur wird allerdings hierbei nur statisch beansprucht. Rennräder sind ungesund, da der Rücken zu rund eingestellt ist und der Kopf im Nacken gehalten werden muß. Die Folgen sind Verspannungen in der Schulter-Nacken-Muskulatur und Fehlbelastungen der Bandscheiben. Ein ausreichend hoch eingestellter Lenker und der richtige Abstand zum Sattel sind entscheidend für die gesunde Rumpfhaltung.

Der Oberkörper und der Kopf sollen sich aufrichten können, damit die Schwingungen der Wirbelsäule in ihrer natürlichen Form erhalten bleiben.

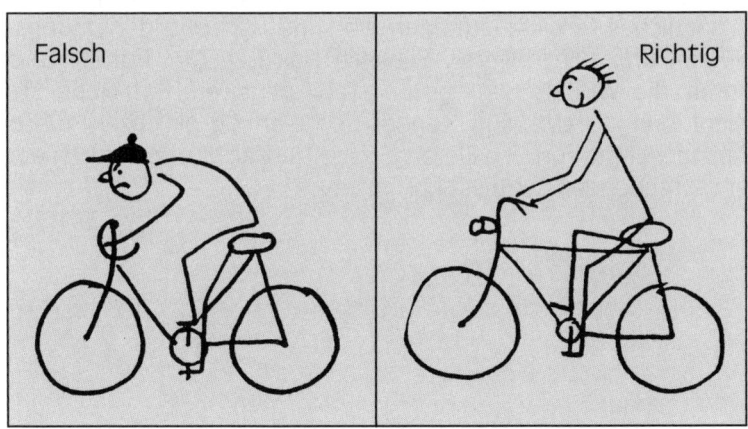

Falsch

Richtig

Krafttraining an Geräten

Diese Form des Trainings ist sehr zu empfehlen, wenn man sich in die Obhut eines gut ausgebildeten Trainers begibt und auch von sich aus ein paar Ratschläge beachtet.

Bei unsachgemäßer Benutzung der Geräte und nicht fachgerechter Betreuung kann dieses Training dem Bewegungsapparat, insbesondere der Wirbelsäule und den Bandscheiben mehr schaden als nützlich sein.

Daher beachten Sie:

Nur korrekt ausgeführte Übungen dienen der Schulung der Kraft. Ist das aufgelegte Gewicht zu schwer, müssen Sie unweigerlich Ihren ganzen Körper mit einsetzen. Dabei weichen Sie den eigentlichen Bewegungen aus, und die Wirbelsäule wird aufgrund der wirkenden Druck- und Zugkräfte falsch belastet.

Gerade zu Beginn ist es wichtig, seinen Körper nicht durch zu große Gewichte zu überfordern. Üben Sie lange mit geringem Gewicht. Erhöhen Sie erst die Wiederholungszahl, bevor Sie ein zusätzliches Gewicht auflegen. Vor und während der Übungsausführung kontrollieren Sie Ihre Haltung. Der Rumpf und somit die Wirbelsäule werden stabil gehalten. Betreiben Sie nicht nur Krafttraining, sondern schulen Sie gleichzeitig Ihre Ausdauer und fördern Sie die Elastizität der Muskeln durch ein entsprechendes Gymnastikprogramm.

Selbstkontrolle und Selbsthilfe
bei Beschwerden

Die Selbstbeobachtung dient der Kontrolle, inwieweit Sie rückenfeindlich oder auch rückenschonend mit Ihrem Körper im Alltag und in der Freizeit umgehen. Dabei spielt es keine Rolle, ob Sie bereits leichte Beschwerden haben oder vorbeugend handeln.

Die Ratschläge für den Alltag sind als Leitfaden gedacht.

Es gilt, sie zu beherzigen, so daß ihre Anwendung zu Ihrer Gewohnheit wird. Es ist beispielsweise eine reine Gewohnheitssache, sich mit durchgedrückten Beinen zu bücken, um einen Gegenstand aufzuheben oder dabei in die Knie zu gehen, wobei der Rücken aufrecht bleibt und geschont wird.

Überlegen Sie selbst, wann Ihre Wirbelsäule schädigenden Behandlungen ausgesetzt ist und wie Sie diese vermeiden können.

Nehmen Sie möglichst oft die aufgerichtete Haltung ein, sowohl im Sitzen als auch im Stehen. Kontrollieren und, wenn nötig, korrigieren Sie Ihre Haltung bei Ihren Tätigkeiten.

Besser noch, wenn Sie zu zweit an Ihrer rückengerechten Bewegungshaltung arbeiten, Sie können sich gegenseitig auf Fehler hinweisen oder auch loben. Sie selber müssen etwas tun, um Ihren Rücken so gesund wie möglich zu erhalten. Dazu gehört auch ein spezielles Gymnastikprogramm – besonders, wenn Beschwerden bereits vorhanden sind. Regelmäßiges, tägliches Üben 10 – 15 Minuten lang ist sinnvoller als 1 × die Woche eine Stunde. Das Übungsprogramm sollte fest in Ihren Tagesablauf integriert werden wie das Zähneputzen.

Wollen Sie Ihre verspannte, schmerzende Rückenmuskulatur entlasten, ist die Stufenlagerung empfehlenswert. Die Unterschenkel liegen dabei rechtwinklig auf einem Stuhl o. ä.

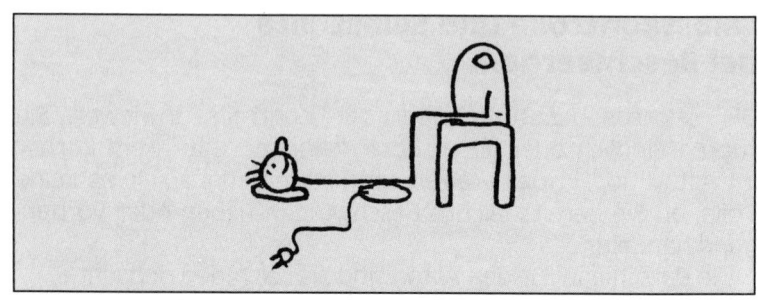

Diese Lage ist auch gut für Patienten geeignet, die akute Bandscheibenbeschwerden haben, wie Hexenschuß. Ein Heizkissen unter der Schmerzzone bringt ein weiteres Abklingen der Schmerzen. Wärme fördert die Durchblutung in der Muskulatur, so daß Verspannungen leichter gelöst werden können. Ein warmes Bad, das Auflegen einer Wärmflasche oder eines Heizkissens erfüllen diese Aufgabe. Im Fachhandel erhalten Sie auch spezielle Heizkissen für die verspannte Nackenmuskulatur sowie wiederverwendbare Wärmekompressen.

Denken Sie besonders in der naßkalten Jahreszeit daran, warme und atmungsaktive Kleidung zu tragen. Der Wirbelsäulenbereich ist kälteempfindlich und neigt bei leichter Bekleidung zu schmerzhaften Verspannungen. Massagen und gezielte Dehnübungen lockern eine verspannte Muskulatur. Entsprechende Übungen für den Lendenwirbelsäulenbereich finden Sie im 2. und 3. Übungskomplex in der Rückenlage. Übungen für die Hals- und Schultermuskulatur finden Sie unter der Rubrik Übungen im Sitzen und Stand. Bei akuten Ischiasbeschwerden bei den Übungen nie über die Schmerzgrenze hinausgehen, da der Ischiasnerv noch mehr gereizt würde. Auch Massagen sind in diesem akuten Stadium zu vermeiden. Wählen Sie daher auch Ihre Lagerung so, wie es für Sie angenehm ist.

Das Sich-Aushängen am Türrahmen oder, wenn vorhanden, an der Sprossenwand kann Erleichterung bei Verspannungsbeschwerden bringen.

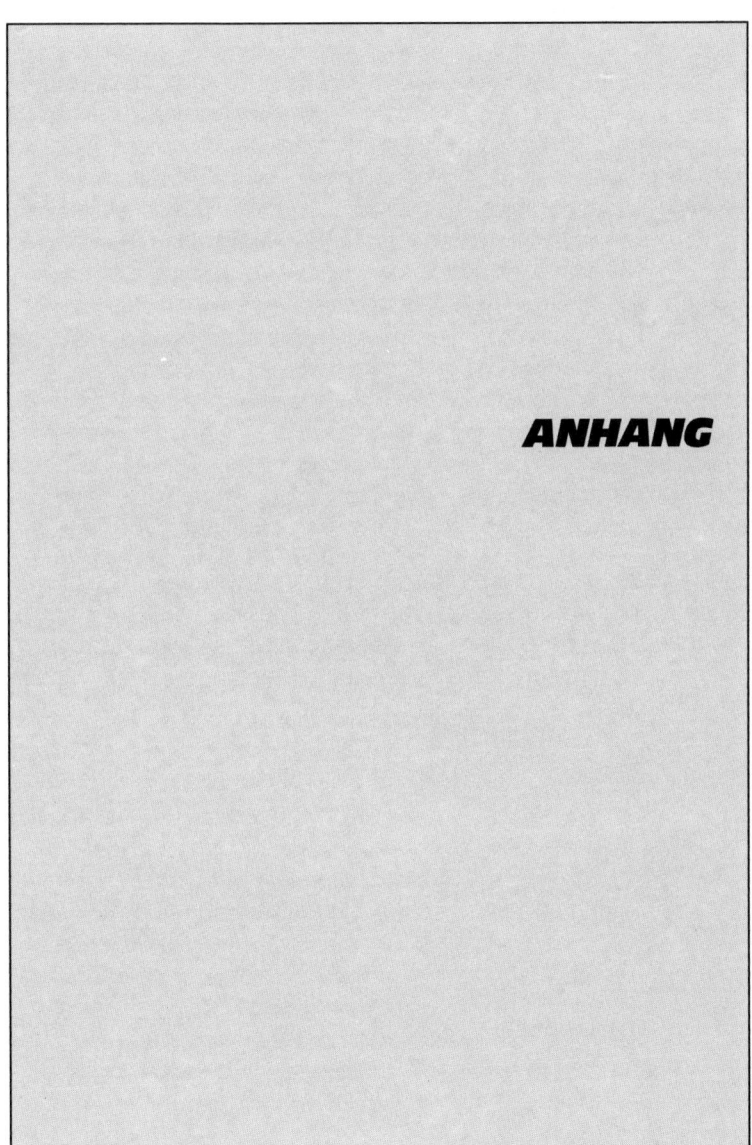

ANHANG

Begriffsbestimmung

Anatomie
Lehre vom Körperbau der Lebewesen

Arthrose
Vorwiegend degenerative (von der Norm abweichende) Gelenkerkrankung

Bandscheibenvorfall
Der Faserknorpelring um die Bandscheibe ist zerstört. Dadurch quillt der Bandscheibenkern nach außen und drückt auf die Nervenwurzeln

Crunch
Kräftigungsübungen für die geraden und schrägen Bauchmuskeln

Degeneration
Entartung, Abweichung

Hexenschuß
Plötzlich auftretende Rückenschmerzen, die hervorgerufen werden durch:
a) degenerative Bandscheiben- und Wirbelsäulenveränderungen (z. B. Bandscheibenvorwölbung oder Blockierung eines Wirbelgelenks),
b) plötzliche, ungewohnte Bewegungen

Hohlkreuz
Verstärkte Krümmung der Wirbelsäule nach vorn im Lendenwirbelbereich.

Ischiassyndrom
Schmerzen, die durch Druck oder Quetschung auf die Wurzel des Ischiasnervs entstehen. Sie breiten sich über seinen gesamten Verlauf aus, d. h. vom Kreuzbein über die Außenseite des Oberschenkels bis hin zum Fuß

ischiocrurale Muskulatur
Muskulatur der Oberschenkelseite

isometrische Muskelarbeit
siehe statische Muskelarbeit

Kontraktion
Anspannen der Muskulatur, Zusammenziehen der Muskelfasern

Kyphose
Normale, leichte Krümmung der Brustwirbelsäule nach hinten. Ist die Krümmung zu stark ausgebildet, kann eine krankhafte Ursache vorliegen

Lordose
Normale Krümmung der Hals- und Lendenwirbelsäule nach vorn

Mobilisation
Beweglichmachung eines Gelenks

Osteochondrose
Knochen-Knorpel-Degeneration

Osteoporose
Abbau, Schwund des Knochens

Physiologie
Wissenschaft von der belebten Natur, von den Lebensvorgängen

präventiv
vorbeugend

Rehabilitation
Wiederherstellung

rhythmisch-dynamische Muskeltätigkeit
Gleichmäßige Muskelbewegung, die durch Anspannung und Entspannung gekennzeichnet ist

Skoliose
Seitliche Verbiegung der Wirbelsäule

Spondilose
Arthrose der Wirbelkörper, degenerative Erkrankung der Wirbelkörper und Bandscheiben

statische Muskelarbeit
Haltearbeit der Muskulatur, die Verkürzung der Muskelfasern

Syndrom
Krankheitsbild, das sich aus dem Zusammentreffen ursächlich verbundener Krankheitsmerkmale ergibt

Quellenverzeichnis

Cotta, H.: Orthopädie. 1984. Georg Thieme Verlag.

Deutscher Turner Bund Breiten- und Freizeitsport: Berichte und Arbeitshilfen im Breitensport – Bundeslehrtagung des DTB Fitness I. 1989

Fleiß, O.: Unsere Wirbelsäule. 1988. Ehrenwirth Verlag. Verlag des Oesterreichischen Kneippbundes Ges.m.b.H.

Freiwald, J.: Prävention und Rehabilitation im Sport. 1989. Rowohlt Verlag.

Kempf, H.D.: Die Rückenschule. 1990. Rowohlt Verlag.

Klapp, B.: Das Klappsche Kriechverfahren. 1982. Thieme Verlag.

Knebel, K.P.: Funktionsgymnastik. 1988. Rowohlt Verlag.

Kuhn, W.: Funktionelle Anatomie des menschlichen Bewegungsapparates. 1981. Hofmann Verlag.

Marees, de H.: Sportphysiologie. 1979. Tropau Werke.

Oldenkott, P.: Ärztlicher Rat für Patienten mit Bandscheibenschäden. 1985. Thieme Verlag.

Redaktion Naturwissenschaft und Medizin des Bibliographischen Instituts unter Leitung von Karl-Heinz Ahlheim: Wie funktioniert das? Der Mensch und seine Krankheiten. 1984. Meyers Lexikon Verlag.

Reichel, H.S.: Hilfe bei Rückenschmerzen. 1988. Sportinform-Verlag.

Schmidt, D.G.: So hilft die Natur bei Rückenschmerzen und Bandscheibenbeschwerden. 1989. Hädeke Verlag.

Weineck, J./Rusch, H.: Sportförderunterricht. 1988. Hofmann Verlag.

Wadulla, A.: Bewußt atmen – besser leben. 1988. Heyne Verlag.

Übungsübersicht

Register

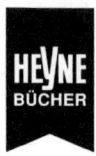

»natürlich gesund«

*Bücher für
Körper und Seele*

Sven-Jörg Buslau
Corinna Hembd
**Kombucha - Der Tee
mit großer Heilkraft**
08/5131

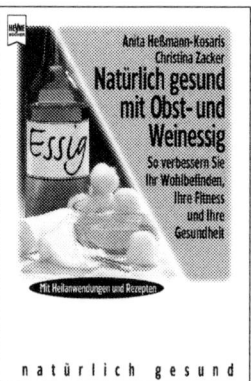

08/5130

Stephen Cummings
Dana Ullman
**Das Hausbuch der
Homöopathie**
08/9088

Ulrike M. Klemm
**Reiki - das Handbuch
für die Praxis**
08/5121

Brigitte Neusiedl
**Heilfasten - Harmonie von
Körper, Geist und Seele**
08/5105

Magda Palmer
**Die verborgene Kraft der
Kristalle und Edelsteine**
08/5043

Dr. Flora Peschek-Böhmer
Colon-Hydro-Therapie
*Ein neuer Weg zur
umfassenden Entschlackung
und zur Heilung chronischer
Krankheiten*
08/5109

Mechthild Scheffer
**Selbsthilfe durch
Bach-Blüten-Therapie**
08/9517

Dr. Wolf Ulrich
**Schmerzfrei durch
Akupunktur und Akupressur**
08/4497

Heyne-Taschenbücher

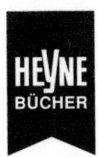

HEYNE
BÜCHER

YOGA

Harmonie von Körper,
Geist und Seele

Richard Hittleman
Yoga
Das 28-Tage-Prpgramm
08/4546

Erling Petersen
Das Yoga-Übungsbuch
08/9299

Satya Singh
Das Kundalini-Yoga-
Handbuch
Für Gesundheit, von Körper,
Geist und Seele
08/9342

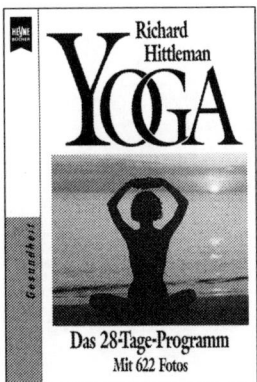

08/4546

Heyne - Taschenbücher

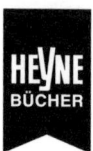

HEYNE
BÜCHER

Abnehmen, ohne zu hungern

Heyne Diät-Kochbücher

Dr. med. Antje Katrin Kühnemann
Die Kühnemann-Diät
*Gesund abnehmen und
erfolgreich schlank bleiben*
07/4647

Herman Tarnower
Samm Sinclair Baker
Die Scarsdale-Diät
07/4350

Weight Watchers
Kochbuch
07/4458

Weight Watchers
*Kochbuch Nr. 2
Schlank mit Elan*
07/4483

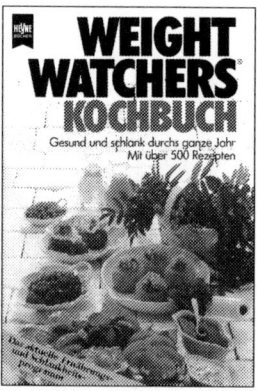

07/4458

Heyne-Taschenbücher

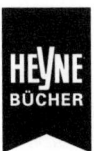
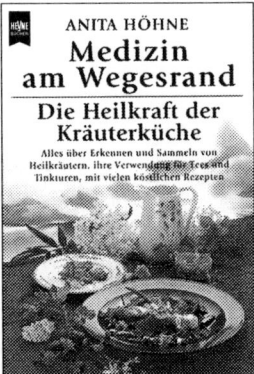

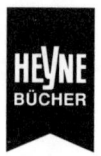
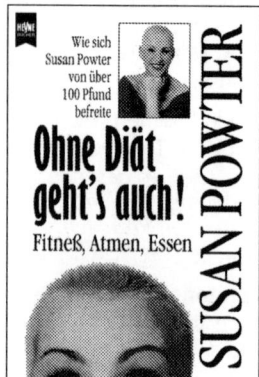